健康苏州行动

# 慢性病
彭浩 黄桥梁/主编

## 健康领域的
## 持久战

MANXINGBING
JIANKANG LINGYU DE
CHIJIUZHAN

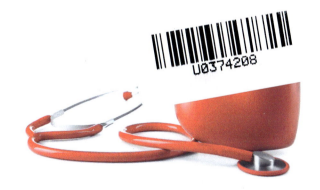

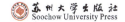

苏州大学出版社
Soochow University Press

图书在版编目(CIP)数据

慢性病：健康领域的持久战 / 彭浩，黄桥梁主编. --苏州：苏州大学出版社，2023.2
（健康苏州行动 / 彭浩，黄桥梁主编）
ISBN 978-7-5672-4271-5

Ⅰ. ①慢… Ⅱ. ①彭… ②黄… Ⅲ. ①慢性病-防治 Ⅳ. ①R4

中国国家版本馆 CIP 数据核字（2023）第 027145 号

**慢性病：健康领域的持久战**

彭　浩　黄桥梁　主编

责任编辑　王　娅

苏州大学出版社出版发行
（地址：苏州市十梓街1号　邮编：215006）
广东虎彩云印刷有限公司印装
（地址：东莞市虎门镇黄村社区厚虎路20号C幢一楼　邮编：523898）

开本 890 mm×1 240 mm　1/32　印张 4.25　字数 103 千
2023 年 2 月第 1 版　2023 年 2 月第 1 次印刷
ISBN 978-7-5672-4271-5　定价：28.00 元

图书若有印装错误，本社负责调换
苏州大学出版社营销部　电话：0512-67481020
苏州大学出版社网址　http://www.sudapress.com
苏州大学出版社邮箱　sdcbs@suda.edu.cn

# "健康苏州行动"丛书

主编 彭 浩 黄桥梁

## 《慢性病——健康领域的持久战》编写组

主 编：彭浩 黄桥梁
副主编：孔凡龙 王临池 姚芳 高涵昌
编 者（排名不分先后）

| | |
|---|---|
| 孔凡龙 | 苏州市疾病预防控制中心 |
| 黄桥梁 | 苏州市疾病预防控制中心 |
| 王 凯 | 苏州市疾病预防控制中心 |
| 邴鹏飞 | 苏州市疾病预防控制中心 |
| 彭 浩 | 苏州大学 |
| 陈 诗 | 苏州卫生职业技术学院 |
| 王临池 | 苏州市疾病预防控制中心 |
| 华钰洁 | 苏州市疾病预防控制中心 |
| 姚 芳 | 苏州市疾病预防控制中心 |
| 高涵昌 | 苏州市疾病预防控制中心 |
| 陈 园 | 苏州市第五人民医院 |

# 序

健康是促进人的全面发展的必然要求,是经济社会发展的基础条件。实现国民健康长寿是国家富强、民族振兴的重要标志,也是全国各族人民的共同愿望。2016年10月25日,中共中央、国务院联合印发《"健康中国2030"规划纲要》(以下简称《纲要》),明确提出了加强健康教育,提高全民健康素养的部署。其中"共建共享、全民健康"是建设健康中国的战略主题。《纲要》的核心是以人民健康为中心,坚持以基层为重点,以改革创新为动力,预防为主,中西医并重,把促进健康融入所有政策,融入人民共建共享的卫生与健康工作方针,针对生活行为方式、生产生活环境以及医疗卫生服务等健康影响因素,坚持政府主导与调动社会、个人的积极性相结合,推动人人参与、人人尽力、人人享有,推行健康生活方式,减少疾病发生,强化早诊断、早治疗、早康复,实现全民健康。

健康教育是一项低投入、高产出、高效益的保健措施。健康教育通过改变有害健康的行为和生活方式,进而促进健康水平的提高。相较于通过手术、药物等需要高昂费用维持或提高健康水平的手段,从成本、效益角度分析,健康教育所需要的成本投入远远小于前者,但其所带来的健康收益却十分明显。在掌握健康知识,做出科学的健康决策,采纳正确的健康行为后,很多疾病都可以得到有效的预防。

随着我国国民经济快速发展,政府对卫生事业投入大幅增加，我国公民健康水平得到显著提升。但不容忽视的是，我们的公共卫生事业发展与人民群众的健康需求相比还有较大差距。目前，由心理因素、生活方式、行为因素等引起的慢性非传染性疾病在不断增加。而通过健康教育，可以激发大众接受并利用健康信息，形成维护自我健康的意识，从而选择有益于健康的行为，最终保持健康。如果仅仅将"防病治病"作为实现健康的途径，仅会有少部分患者或受疾病威胁的人增进健康，无法实现"人人健康"的目标。而通过全民和终身的健康教育，提高人人的自我保健意识并发展生活技能，则可以真正提高全民的健康素质，最终达到人人健康的目标。要强化个人健康责任，提高全民健康素养，引导形成自主自律、符合自身特点的健康生活方式，有效控制影响健康的生活行为因素，形成热爱健康、追求健康、促进健康的社会氛围。

"健康苏州行动"是一套包含慢性病、肿瘤、传染病防治、妊娠相关疾病、婴幼儿常见病、突发公共卫生事件应对和意外伤害的科普丛书，其编写参考了最新的循证医学证据和临床指南，配合卡通图解，增加了阅读趣味，提高了可读性，能够让读者比较轻松地获取知识。

祝愿该丛书的编写出版能为健康教育工作提供帮助，能为我国健康教育事业再添新力量，能够提高民众的健康素养，增强民众的自我健康管理能力，从而助推"健康中国"建设向着"共建共享、全民健康"的美好愿景不断前进！

苏州市卫生健康委党组成员
苏州市疾控中心党委书记、主任

# 前言

慢性病，全称为慢性非传染性疾病，是一类以心脑血管疾病、肿瘤、糖尿病和慢性呼吸系统疾病等为代表的复杂疾病，是全球面临的最主要的公共卫生问题，严重影响人民健康，阻碍社会经济发展。2011年9月，被誉为"防控慢性病里程碑"的第66届联合国大会预防和控制非传染性疾病问题高级别会议在纽约召开，联合国秘书长潘基文在会上说："全球每5个人中就有1人死于包括糖尿病、心脑血管病和癌症在内的慢性病，慢性病正在袭击发展中国家，但发展中国家还没有准备。"此次会议通过了《关于预防和控制非传染性疾病高级别会议的政治宣言》，标志着全球领导人首次对攻克心脏病、脑卒中、癌症、慢性呼吸系统疾病和糖尿病等慢性病所采取的具体行动达成共识。同时，《柳叶刀》杂志发表了由"柳叶刀慢性病行动小组"推荐的慢性病防控策略，提出了应对慢性病危机的五个优先行动和五项优先干预措施。2012年，中华人民共和国卫生部、国家发展和改革委员会、财政部等15个部委局联合印发了《中国慢性病防治工作规划（2012—2015年）》（卫疾控发〔2012〕34号文件），这是我国真正意义上的第一部国家慢性病防治工作的规划，在我国慢性病防治历程中具有里程碑意义。随后，中国疾病预防控制中心、国家心血管病中心、国家癌症中心相继制订了行动计划，推行健康生活方式，减少疾病发生，强化早诊断、早治疗、早康复，实现全民健康。强化个人健康责任，提高全民健康素养，引导形成自主自律、符合自身特点的健康生活方式,有效控制影响健康的生活行为因素,形成热爱健康、追求健康、促进健康的社会氛围。

为了促进我国的慢性病防治,慢性病防治知识亟待普及,本书围绕危害我国居民的主要慢性病,从病因、预防、诊断、治疗和预后等方面开展科普。本书以慢性病的流行状况、危害、自我管理、国家政策开篇,由浅入深,从心血管疾病、糖尿病、慢性呼吸系统疾病和阿尔兹海默病四个方面,展开叙述,参考了最新的循证医学证据和临床指南,配合卡通图解,让读者能够比较轻松地获取知识,增加了阅读趣味,提高了本书的可读性,以期提高居民健康意识和健康知识水平,增强自我健康管理能力。

# 目录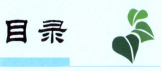

## 第一篇　慢性病概况

1. 什么是慢性病？生活中常见的慢性病有哪些？ ……… 002
2. 为什么说慢性病是目前影响我国居民健康的重要疾病？ ……………………………………………… 003
3. 慢性病的危害有哪些？ ………………………… 004
4. 哪些人容易患慢性病？ ………………………… 005
5. 如何预防常见的慢性病？ ……………………… 006
6. 得了慢性病该怎么办？慢性病患者应该怎样做好自我健康管理？ ………………………………… 007
7. 你了解我国慢性病防控管理现状吗？ ………… 009

## 第二篇　心脑血管疾病

一、高血压 ……………………………………………… 014
　　1. 你了解高血压吗？ …………………………… 014
　　2. 患高血压的人多吗？ ………………………… 015
　　3. 高血压的主要危险因素有哪些？ …………… 015
　　4. 如何预防高血压？ …………………………… 018
　　5. 高血压会有什么症状？ ……………………… 020

6. 高血压必须治疗吗？ …………………………………… 022

7. 血压总降不下来，是难治性高血压吗？ ……………… 022

8. 如何正确测量血压？ …………………………………… 023

9. 高血压患者在日常生活中要注意什么？ ……………… 024

## 二、脑卒中 ……………………………………………………… 026

1. 什么是脑卒中？ ………………………………………… 026

2. 脑卒中的患者多吗？ …………………………………… 027

3. 脑卒中的危险因素有哪些？ …………………………… 028

4. 如何预防脑卒中？ ……………………………………… 029

5. 脑卒中的易发人群有哪些？ …………………………… 030

6. 脑卒中有哪些常见表现？ ……………………………… 032

7. 如何快速识别脑卒中？ ………………………………… 034

8. 如何治疗脑卒中？ ……………………………………… 035

9. 脑卒中的最佳治疗时间是什么时候？ ………………… 036

10. 进行脑卒中急救时是应该抢时间还是选医院？ …… 037

11. 脑卒中会留下哪些后遗症？ ………………………… 038

12. 既往发生脑卒中的患者，在饮食、生活方面要注意什么？ …………………………………………………… 039

## 三、心肌梗死 …………………………………………………… 040

1. 急性心肌梗死是怎么一回事？ ………………………… 040

2. 患急性心肌梗死的人多吗？ …………………………… 041

3. 急性心肌梗死常见病因是什么？ ……………………… 041

4. 如何预防心肌梗死？ …………………………………… 042

5. 急性心肌梗死高危人群有哪些？ ……………………… 043

6. 急性心肌梗死发作时有什么症状？ …………………… 043

7. 如何诊断急性心肌梗死？ ……………………………… 044

8. 如何治疗急性心肌梗死？ ………………………………… 045
9. 如何选择药物溶栓治疗或介入手术治疗？ …………… 046
10. 急性心肌梗死突然发作时应该怎么处理？ …………… 047
11. 急性心肌梗死患者的预后状况怎么样？ ……………… 047
12. 急性心肌梗死患者如何避免疾病的再次发作？ ……… 048

## 四、心力衰竭 …………………………………………………… 049
1. 心力衰竭到底是怎么一回事？ …………………………… 049
2. 心衰的原因和诱因有哪些？ ……………………………… 050
3. 心衰导致的呼吸困难为什么夜间会加重？ …………… 050
4. 心衰为什么会有胸腔积液？ ……………………………… 051
5. 腿肿了是不是就是心衰了？ ……………………………… 051
6. 心衰容易有哪些症状和并发症？ ………………………… 051
7. 心衰患者怎样处理好运动和休息的关系？ …………… 052
8. 如何判断心衰的严重程度？ ……………………………… 053
9. 如何治疗心衰？ …………………………………………… 053
10. 心衰患者长期使用利尿剂有什么副作用？ …………… 054
11. 心衰患者在日常生活中应该注意什么？ ……………… 055
12. 如何预防心衰？（危险因素） ………………………… 056

## 第三篇 糖尿病

1. 你真的了解糖尿病吗？ …………………………………… 058
2. 糖尿病的易患人群有哪些？ ……………………………… 058
3. 怎样让糖尿病远离我们？ ………………………………… 059
4. 你了解糖尿病有哪些临床症状吗？ …………………… 060
5. 怎样判断自己是否患有糖尿病？ ………………………… 062

003

6. 你知道糖尿病治疗的"五驾马车"是什么吗? ……… 062
7. 怎样正确监测血糖以及注射胰岛素? ……………… 064
8. 怎样应对胰岛素的可能不良反应? ………………… 066
9. 当血糖上下波动时应该怎么做? …………………… 067
10. 糖尿病患者日常生活中需要注意哪些事项? ……… 068
11. 糖尿病的并发症有哪些? …………………………… 069
12. 你了解糖尿病足吗? ………………………………… 070
13. 你知道糖尿病也可以引起心脏疾病吗? …………… 071
14. 你知道什么是糖尿病肾病吗? ……………………… 072
15. 糖尿病有致残风险吗? ……………………………… 073
16. 糖尿病患者为什么会经常出现低血糖? …………… 074
17. 你知道什么是糖尿病的"黎明现象"吗? ………… 075
18. 你知道糖尿病眼病是什么情况吗? ………………… 076
19. 你知道什么是糖化血红蛋白吗? …………………… 077
20. 你了解糖尿病心理痛苦是什么吗? ………………… 079
21. 喝酒可以降低血糖,那为什么糖尿病患者又要戒酒呢? ……………………………………………… 080

## 第四篇 呼吸系统疾病

一、支气管哮喘 ……………………………………………… 084
 1. 什么是哮喘? ………………………………………… 084
 2. 为什么会患哮喘? …………………………………… 085
 3. 生活中诱发哮喘的因素有哪些? …………………… 085
 4. 应该怎样预防哮喘? ………………………………… 086
 5. 哮喘发作时有什么表现? …………………………… 086

6. 哮喘的诊断标准有哪些？ ………………………… 087
7. 治疗哮喘的药物有哪些，为何要长期治疗？ ……… 088
8. 怎样正确使用吸入剂？ …………………………… 089
9. 哮喘患者日常生活中应注意哪些事项？ ………… 091
10. 哮喘患者在日常饮食中应该注意什么？ ……… 093

## 二、慢性阻塞性肺疾病 …………………………… 095
1. 什么是慢性阻塞性肺疾病？ ……………………… 095
2. 哪些因素容易导致慢阻肺？ ……………………… 096
3. 哪些人群容易患慢阻肺？ ………………………… 098
4. 日常生活中应该如何预防慢阻肺的发生？ ……… 099
5. 慢阻肺有哪些常见症状？ ………………………… 100
6. 如何诊断慢阻肺？它和慢性支气管炎有什么区别？
  …………………………………………………… 102
7. 为什么医生会要求做肺功能检查？ ……………… 103
8. 如何自测慢阻肺？ ………………………………… 104
9. 如何正确吸氧，让慢阻肺不再是致命疾病？ …… 106
10. 慢阻肺患者日常生活中有哪些注意事项？ …… 107

## 第五篇　阿尔茨海默病

1. 老年痴呆就是阿尔茨海默病吗？ ………………… 112
2. 阿尔茨海默病的流行情况是怎样的？ …………… 112
3. 阿尔茨海默病有什么症状？ ……………………… 113
4. 有老年健忘就是得了阿尔茨海默病吗？ ………… 114
5. 什么人容易得阿尔茨海默病？ …………………… 116
6. 阿尔茨海默病的危险因素和预防措施有哪些？ … 116

7. 怎么诊断阿尔茨海默病？ ………………………………… 119
8. 阿尔茨海默病能治好吗？ ………………………………… 119
9. 该如何为阿尔茨海默病患者提供家庭照护？ ………… 120
10. 阿尔茨海默病患者的照护者应如何自我调节？ …… 121

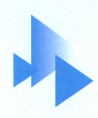

# 第一篇

## 慢性病概况

慢性病——健康领域的持久战

## 1. 什么是慢性病？生活中常见的慢性病有哪些？

慢性病是相对于传染性疾病和急性病而提出的一组疾病的总称，也称为非传染性慢性疾病（non-communicable chronic disease，NCD），是指以生活方式、环境危险因素为主引起的肿瘤、心脑血管疾病、糖尿病、慢性阻塞性肺部疾病等为代表的一组疾病。世界卫生组织（World Health Organization，WHO）定义的三组疾病中，传染病、营养不良性疾病与孕产期疾病属于第一组，各种伤害属于第三组，而非传染性慢性疾病则为第二组疾病。该类疾病一般无传染性，但某些非传染性慢性疾病的发生可能与传染因子有关或由慢性传染性疾病演变而成，如肝癌可以从慢性活动性乙型病毒性肝炎转化而成。

慢性病一般具有以下共性。

① 慢性病需要几十年的时间才能完全形成——慢性病起源于年轻时。

② 慢性病发病前有很长的潜伏期，这给实施预防提供了许多机会。

③ 慢性病需要长时间的系统治疗。

按照国际疾病系统分类方法，常见的慢性病可分为如下几类：

① 呼吸系统：慢性支气管炎、慢性阻塞性肺部疾病、哮喘等。

② 循环系统：高血压病、冠心病、脑血管病等。

③ 消化系统：慢性胃炎、胆石症、慢性肝病、脂肪肝等。

④ 内分泌、营养和代谢疾病：糖尿病、肥胖症、贫血、代谢

综合征、痛风、绝经期综合征、子宫肌瘤等。

⑤ 精神和行为障碍：老年痴呆、神经衰弱综合征、抑郁症等。

⑥ 肌肉骨骼系统和结缔组织疾病：骨质疏松症、骨关节病、牙周病、龋齿等。

⑦ 恶性肿瘤：肝癌、胃癌、食管癌、肺癌、乳腺癌、宫颈癌等。

## 2. 为什么说慢性病是目前影响我国居民健康的重要疾病？

慢性病通常为终身性疾病，不仅影响身体健康，降低生活质量，而且持续的医疗费用会给个人、家庭和社会带来沉重的经济负担。《世界卫生统计2022》指出，2019年全球死于慢性非传染性疾病的比例从2000年的60.8%上升至73.6%。癌症、心血管疾病、糖尿病、呼吸系统疾病这四类主要死因共致全球3 320万人死亡，与2000年相比增加了28%。

慢性病已成为我国突出的公共卫生问题。2017年，全国慢性病死亡率为452.1/10万，其中男性547.6/10万、女性371.1/10万。居民前十位死因分别是心血管病、癌症、慢性呼吸系统疾病、消化系统疾病、内分泌营养代谢疾病、神经系统和精神障碍疾病、泌尿生殖系统疾病、先天异常、肌肉骨骼和结缔组织疾病以及其他肿瘤。由心血管病、癌症和慢性呼吸系统疾病导致的死亡占全部死亡的79.4%。据2021年统计数据显示，我国居民全因死亡人数为1 014万，其中883万人死于非传染性疾病，占全部死因的87.1%。由心血管病、癌症、慢性呼吸系统疾病和糖尿病导致的死亡人数分别占死亡总数的45%、23%、11%和2%。

## 3. 慢性病的危害有哪些？

心脑血管疾病、恶性肿瘤、慢性呼吸系统疾病等慢性病已成为我国居民的主要死亡原因，排在死因谱的前三位。慢性病具有发病率高、病程长、致残率高、病死率高、复发率高、并发症多的特点。许多患者由于疾病而不同程度地丧失了劳动能力，严重的致残导致生活不能自理，极大地影响了患者的生存质量。同时，昂贵的医疗费用给社会、家庭和个人造成沉重的精神压力和经济负担，因病致贫、因病返贫现象直接影响社会经济的稳定和发展。

据中国卫生统计结果显示，2022 年，中国城镇居民人均可支配收入为 49 283 元，农村居民人均可支配收入为 20 133 元。罹患常见慢性病住院一次，城镇居民至少花费人均收入的 50%，农村居民至少花费人均可支配收入的 1.3 倍。心肌梗死患者冠状动脉旁路移植术的住院花费最高，是城镇居民人均可支配收入的 2.2 倍，农村居民人均可支配收入的 7.4 倍。此外，慢性病还有不可忽视的无形经济负担，患者会因痛苦、忧郁、悲伤、社会隔离等因素导致生活质量下降，甚至产生自杀的想法。

慢性病是新世纪人类面临的大敌，它是导致人类死亡人数最多、经济负担最重的一组疾病。以 1990 年与 2019 年这两年的伤残调整寿命年（DALYs）为例，慢性病对社会造成的负担仍在成倍增长，如缺血性心脏病增长了 1.33 倍、糖尿病增长了 1.32 倍（表 1）。因此，我们必须对其采取有效的预防和控制措施，降低发病率和病死率，为保障人类健康而努力。

表1  1990年与2019年中国全年龄组人群主要死因的DALYs变化

| 死因 | 全年龄组DALYs（/1 000） | | | DALYs率（/100 000） | | |
|---|---|---|---|---|---|---|
| | 1990 | 2019 | 中位数变化/% | 1990 | 2019 | 中位数变化/% |
| 慢性非传染性疾病 | 250 036.14 | 324 637.81 | 29.84 | 21 123.59 | 22 824.04 | 8.05 |
| 恶性肿瘤 | 45 094.05 | 67 519.83 | 49.73 | 3 809.64 | 4 747.06 | 24.61 |
| 心血管病 | 60 261.64 | 91 933.12 | 52.56 | 5 091.03 | 6 463.47 | 26.96 |
| 缺血性心脏病 | 14 844.41 | 34 685.81 | 133.66 | 1 254.09 | 2 438.63 | 94.45 |
| 脑血管病 | 33 621.26 | 45 949.13 | 36.67 | 2 840.40 | 3 230.51 | 13.73 |
| 糖尿病 | 4 260.04 | 9 900.14 | 132.40 | 359.90 | 696.04 | 93.40 |
| 慢性肾病 | 3 997.03 | 5 831.84 | 45.90 | 337.68 | 410.01 | 21.42 |
| 慢性呼吸系统疾病 | 28 992.09 | 22 520.55 | -22.32 | 2 449.31 | 1 583.33 | -35.36 |
| 消化系统疾病 | 13 131.19 | 10 017.88 | -23.71 | 1 109.35 | 704.32 | -36.51 |
| 传染病、孕产期疾病和营养不良 | 106 912.37 | 21 948.79 | -79.47 | 9 032.19 | 1 543.14 | -82.92 |
| 伤害 | 55 362.06 | 35 618.97 | -35.66 | 4 677.11 | 2 504.23 | -46.46 |

注：数据来源于GBD2019。

## 4. 哪些人容易患慢性病？

遗传、年龄、性别是很多慢性病风险的影响因素，但是，这些是不可改变的因素，而公共卫生更关注可实施干预、可改变的因素。目前公认的导致四类主要慢性病的最重要的、共同的、可改变的四大行为危险因素是：吸烟（包括二手烟暴露）、过量饮酒、不健康的膳食习惯（如蔬菜、水果摄入不足，过多摄入食盐、加工肉类、含糖饮料等）、缺少体力活动。这些行为危险因素可进一步通过机体代谢性改变，如高血压、超重、高血脂、高血糖等，增加慢性病患病风险。

除上述行为和代谢性危险因素外，某些有害的环境和职业暴露、感染性病原体也可以增加患慢性病患病风险。例如，户外空气污染、室内固体燃料（如煤、木材、禽畜粪便、农作物废料等）燃烧导致的空气污染可增加患慢性呼吸系统疾病、肺癌等的风险。空气污染、高温热浪、与职业和失业相关的慢性压力也会增加患心血管疾病的风险。工作环境和居住环境中暴露于致癌物（如石棉）、农业生产中滥用农药、化工企业排放有害污染物等可增加患恶性肿瘤的风险。某些感染性病原体可增加患恶性肿瘤（如宫颈癌、肝癌、口腔癌、胃癌等）的风险或导致一些重要的残疾（如失明、失聪、心脏缺陷、智力残疾等）。另外，从更宏观的角度来看，人口老龄化、快速的城镇化进程但又缺乏合理的规划、不健康生活方式的全球化（如企业对烟草、不健康食品的不负责任的市场营销策略等），这些都是加剧发展中国家慢性病负担的根本原因。

## 5. 如何预防常见的慢性病？

慢性病的预防措施有很多。即使是在高收入国家，卫生资源也是有限的，更不用说全球大多数的低收入和中等收入国家，所以确定各种预防措施的实施优先度是有必要的。WHO 通过循证的方法确定了一组"最划算"的干预措施。一方面，这些措施被评价为非常经济有效，即用低于人均年收入或人均 GDP 的投入可增加一个健康寿命年［即挽回一个伤残调整寿命年（DALY）］。另一方面，这些措施可行性好、投入低，适合在低收入和中等收入国家实施。除了这些推荐的干预措施外，各个国家、地区也可以根据当地的实际需要或优先度，增加或替换可能的干预措施（如减少室内空气污染的措施）。表 2 展示了 WHO 推荐的干预措施。

表 2  WHO 推荐的一组"最划算"的干预措施

| 危险因素/疾病 | 干预措施 |
| --- | --- |
| 吸烟 | 提高税率；<br>工作场所和公共场所室内禁烟；<br>烟草健康警示；<br>禁止烟草广告、促销和赞助 |
| 饮酒 | 提高税率；<br>限制零售酒类可及性；<br>禁止酒类广告 |
| 不健康的膳食习惯和缺乏体力活动 | 减少食物中的食盐摄入（如减少食用加工食品）；<br>用多不饱和脂肪替代反式脂肪；<br>通过大众媒体提高公众对膳食和体力活动的认识 |
| 心血管疾病和糖尿病 | 对心脏病发作和脑卒中风险增加或已有心血管疾病的个体开展咨询和多药治疗（包括对糖尿病患者控制血糖）；<br>心脏病发作（心肌梗死）时服用阿司匹林 |
| 恶性肿瘤 | 接种乙肝疫苗，预防肝癌；<br>筛查和治疗癌前病变，预防宫颈癌 |

现阶段在低收入和中等收入国家中执行全套"最划算"的干预措施，所需投入相当于低收入国家每年人均不到 1 美元、中等偏下收入国家 1.5 美元、中等偏上收入国家 3 美元。这些投入占总的卫生支出的比例很小，是低收入国家的 4%、中等偏下收入国家的 2%、中等偏上收入国家的不到 1%。其中，针对四种行为危险因素的人群措施的投入更是占到总投入的很小一部分，每人每年不到 0.4 美元。这些投入在低收入和中等收入国家可至少预防 10% 由四种主要慢性病导致的过早死亡。

## 6. 得了慢性病该怎么办？慢性病患者应该怎样做好自我健康管理？

确诊的慢性病患者，需要正确地看待疾病，并逐渐接受患病的事实。建议首发的患者首先到身边的正规医院就诊，确诊疾病，并从医生那里全面地了解疾病及制订相应的治疗方案。慢性病的治疗是个体化的治疗，从他人（例如亲戚、朋友、邻居、同事）那里听来的治疗方案，不一定就是适合自己的，古人说的"对症下药"就是这个道理。

那么该怎么就诊呢？请选择一所你信任的、能给你带来安全感的正规医院就诊。通过就诊时与医生的沟通，了解自身病情的发展阶段及疾病的诱因、症状、并发症，并向医生详细咨询治疗的意义，按时、按量服药的重要性，及擅自停药、换药、漏服的危害。也可以从医生那里了解此治疗方案可能会出现的副作用及解决方法。有效地与医生沟通不仅能帮助患者更好地了解、控制疾病，同时也会疏解患者因疾病带来的心理压力，打消患者的顾虑，从而全身心接受治疗。

对于慢性病的治疗，最为有效的方法就是长期坚持规律服用药物。这对很多人来说是一个漫长而艰辛的过程。但是仍然有一些小技巧能帮助你更加容易实现。

① 积极与家人沟通，或者在家人的陪伴下就医，让家人一起帮助你接受治疗（这对于老年人来说尤其重要）。在慢性病的漫长治疗过程中，家人与朋友的支持、鼓励甚至提醒、监督都十分有意义。

② 根据自身情况，与医生沟通，在确保疗效的前提下尽量减少用药的种类、次数。尽可能地使用一天一次的长效、缓释制剂，在治疗方案中优选简单化方案。

③ 对于必须在多个时间段服药的情况，可将药物按不同时间进行分类，例如使用药盒等。

④ 根据自身的生活习惯提示自己服药，可在每天固定的时间服药，甚至设置闹钟提醒服药。

⑤ 出门离家时应随身备好足量的药物。

⑥ 留下相关医务人员和咨询员的联系方式，以便在不适或疑惑时进行咨询。

积极配合医生治疗、坚持长期规律服药，不仅是保证慢性病治疗稳定有效的前提，也是提高患者的寿命及生活质量的有效途径。

## 7. 你了解我国慢性病防控管理现状吗？

慢性病影响因素的综合性、复杂性决定了防治任务的长期性和艰巨性。应坚持"统筹协调、共建共享、预防为主、分类指导"的基本原则。

2017年1月，国务院办公厅印发《中国防治慢性病中长期规划（2017—2025年）》，其中确定的策略与措施包括：加强健康教育，提升全民健康素质；实施早诊早治，降低高危人群发病风险；强化规范诊疗，提高治疗效果；促进医防协同，实现全流程健康管理；完善保障政策，切实减轻群众就医负担；控制危险因素，营造健康支持性环境；统筹社会资源，创新驱动健康服务业发展；增强科技支撑，促进监测评价和研发创新。期望到2020年，慢性病防控环境显著改善，降低因慢性病导致的过早死亡率，力争30~70岁人群因心血管病、癌症、慢性呼吸系统疾病和糖尿病导致的过早死亡率较2015年降低10%。到2025年，慢性病危险因素得到有效控制，实现全人群全生命周期健康管理，力争30~70岁人群因心血管病、癌症、慢性呼吸系统疾病和糖尿病导致的过早死亡率较2015年降低20%。逐步提高居民健康期望寿命，有效控制慢性病的疾病负担。

(1) 三级预防措施

国内外大量研究和长期实践经验表明，慢性病防治必须以公共卫生系统为主导，坚持以第一级预防为主，一、二、三级预防相结合的原则。这三级预防措施为：按照WHO提出的人类健康四大基石"合理膳食、适量运动、戒烟限酒、心理平衡"，预防慢性病发生，这是第一级预防措施；一旦发病，及时诊断和治疗，稳定病情，防止或减缓疾病的发展，这是第二级预防措施；坚持长期、规范治疗，控制病情，改善生活质量，防止伤残和促进功能恢复，这是第三级预防措施。

① 第一级预防（primary prevention），又称病因预防或初级预防，是在疾病尚未发生时针对致病因子、可疑致病因子或相关因素所采取的措施，是预防疾病发生和消灭疾病的根本措施。主要包括两个方面：一是健康促进（health promotion），二是特异预防（specific prevention），即针对特异病因采取措施。

对高危人群进行健康生活方式和合理膳食的健康教育与健康促进，鼓励居民多食新鲜蔬菜、水果，减少脂肪类食品摄入的比例，不吸烟，不酗酒，多参加户外活动和体育锻炼，这些均是有效的第一级预防措施。研究显示，通过改善生活方式可以预防80%的冠心病和90%的2型糖尿病；通过合理膳食、坚持体育锻炼和保持正常体重可以预防30%的癌症。

② 第二级预防（secondary prevention），又称"三早"预防，包括早期发现、早期诊断和早期治疗，它是在疾病发生后为了防止或减缓疾病的发展而采取的措施。

建立规范化的定期健康检查制度是一项重要的预防措施。健康体检的频率和内容可根据受检对象的年龄、性别、职业等特点设置。定期健康体检制度与建立规范化的居民健康档案应当结合起来，逐步建立电子健康档案信息系统。疾病筛检是第二级预防的重要内容，通过筛检能及时发现患者甚至发现处于疾病早期的患者，从而改善预后，提高生存率。

③ 第三级预防（tertiary prevention），又称临床预防，是在疾病的后期为了减少疾病危害所采取的措施。第三级预防的目的是防止病残和促进功能恢复，提高生存质量，延长寿命，降低病死率。具体措施包括提倡患者自我管理；建立社区卫生服务中心（站）与医院之间的双向转诊制度；使患者在急性期可以获得及时、有效、规范的治疗，病情稳定后，按照合理的治疗方案，在社区获得方便、连续、经济、有效、规范的治疗与康复；晚期患者能够得到规范化的康复指导、医疗照顾和临终关怀等。

（2）慢性病管理

慢性病是可以有效预防和控制的疾病，在慢性病发生、发展的各个阶段采取全面、连续、主动的管理方式，不仅可以延缓疾病进程、减少并发症，还能节约医疗资源、减轻疾病负担。

① 慢性病管理模型：世界各国对慢性病的管理和干预进行了诸多探索，建立了相应的理论模型，具有代表性的是慢性病照护模型（chronic care model，CCM）和慢性病创新照护（innovative care for chronic conditions，ICCC）框架。

CCM 是 20 世纪 90 年代 Ed Wangner 提出的一套针对慢性病进行全面系统管理的方法，在美国、法国、澳大利亚等国家广泛实践，取得了良好的效果。该模型认为，卫生服务系统实现高质量慢性病管理的要素包括社区、卫生服务系统、患者自我管理支持、转诊系统设计、决策支持和临床信息系统等六个方面。

2002 年，WHO 基于 CCM 模型提出了 ICCC 框架。ICCC 将复杂的卫生服务提供过程分为微观、中观和宏观三个层面，即患者互动、卫生服务体系和社区、政策三个层面,这三个层面的每一层与另外两层相互作用并产生积极影响。ICCC 强调政府及政策的参与和支持、卫生系统内外相关部门的协作与协调筹资,增加慢性病管理经费来源,规范培养慢性病管理的全科医生。这种模式以预防为重点,为慢性病患者提供一体化、综合化的管理服务,增强自主管理意识及自我管理技能,从根本上实现初级卫生保健工作的目标。

② 慢性病自我管理:由于传统的医疗保健系统和服务在解决行为和环境因素所致的慢性病问题方面作用有限,且费用昂贵,因此,慢性病预防、干预和卫生保健活动通常在社区和家庭内执行,患者及其家庭将不可避免地成为预防和管理慢性病的主要责任人,成为慢性病的自我管理者。"自我管理"一词最早的意思是"患者是治疗过程中一个积极的参与者"。慢性病自我管理(chronic disease self-management,CDSM)是指"在卫生保健专业人员的协助下,个人承担一些预防性或治疗性的卫生保健活动",即用自我管理方法来控制慢性病,实际上是患者教育项目。它通过系列健康教育课程教给患者自我管理所需的知识、技能、信心以及和医生交流的技巧,帮助慢性病患者在得到医生更有效的支持下主要依靠自己解决慢性病给日常生活带来的躯体和情绪方面的问题。由于患者及其家庭成员大多缺乏自我管理所需的技能,因此,提供自我管理支持是改善慢性病患者生活质量和治疗结果的重要因素。

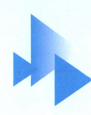

第二篇

心脑血管疾病

# 一、高血压

## 1. 你了解高血压吗?

高血压定义为:在未使用降压药物的情况下,非同日3次测量诊室血压,收缩压(SBP)≥140 mmHg 和/或舒张压(DBP)≥90 mmHg。SBP≥140 mmHg 和 DBP<90 mmHg 为单纯收缩期高血压。患者既往有高血压史,目前正在使用降压药物,血压虽然低于 140/90 mmHg,仍应诊断为高血压。根据血压升高水平,临床又进一步将高血压分为 1 级、2 级和 3 级(表3)。动态血压监测(ABPM)的高血压诊断标准为:平均 SBP/DBP 24 h≥130/80 mmHg;白天≥135/85 mmHg;夜间≥120/70 mmHg。家庭血压监测(HBPM)的高血压诊断标准为≥135/85 mmHg,与诊室血压的 140/90 mmHg 相对应。

表3 血压水平分类和定义

| 分类 | SBP/mmHg | DBP/mmHg |
| --- | --- | --- |
| 正常血压 | <120 和 | <80 |
| 正常高值 | 120~139 和/或 | 80~89 |
| 高血压 | ≥140 和/或 | ≥90 |
| 1级高血压(轻度) | 140~159 和/或 | 90~99 |
| 2级高血压(中度) | 160~179 和/或 | 100~109 |
| 3级高血压(重度) | ≥180 和/或 | ≥110 |
| 单纯收缩期高血压 | ≥140 和 | <90 |

注:当 SBP 和 DBP 分属于不同级别时,以较高的分级为准。

首诊发现 SBP≥140 mmHg 和/或 DBP≥90 mmHg 时,建议在

4 周内复查 2 次,非同日 3 次测量均达到上述诊断界值,可以确诊。

## 2. 患高血压的人多吗?

自 1959 年首次进行高血压抽样调查以来,截至 2018 年,国内共进行了 7 次较大规模的高血压患病率抽样调查。尽管各项研究在调查人群的年龄范围、规模大小、抽样方法、调查地区、血压测量工具、诊断标准等方面有所不同,无法对结果进行直接对比,但仍能反映出我国高血压患病率的上升态势。在全国 31 个省、自治区、直辖市对 451 755 名成年人的调查结果显示,18～24 岁、25～34 岁、35～44 岁人群的高血压患病率分别为 4.0%、6.1% 和 15.0%。2018 年,中国慢性病及危险因素监测(CCDRFS)在全国 31 个省、自治区、直辖市的 298 个县(区)对 179 873 名 18 岁及以上常住居民的调查显示,高血压患病率 18～29 岁为 8.9%、30～39 岁为 13.4%。2015 年,45 岁及以上人群的高血压患病率为 34.38%、60 岁及以上老年人群为 54.92%、80 岁及以上高龄老年人群为 56.5%。

## 3. 高血压的主要危险因素有哪些?

高血压危险因素包括遗传因素、年龄以及不良生活方式等多个方面(图 1)。人群中普遍存在危险因素的聚集,随着高血压危险因素聚集的数目和严重程度的增加,血压水平呈现升高的趋势,高血压患病风险增大。

① 高钠、低钾膳食。高钠、低钾膳食是我国人群重要的高血

压发病危险因素。盐和血压国际性研究（international study of salt and blood pressure, INTERSALT）发现，研究人群24小时尿钠排泄量中位数增加2.3 g（100 mmol/d），SBP/DBP中位数平均升高（5~7）/（2~4）mmHg。调查发现，2012年我国18岁及以上居民的平均烹调盐摄入量为10.5 g，虽低于1992年的12.9 g和2002年的12.0 g，但较推荐的盐摄入量水平依旧高75.0%。

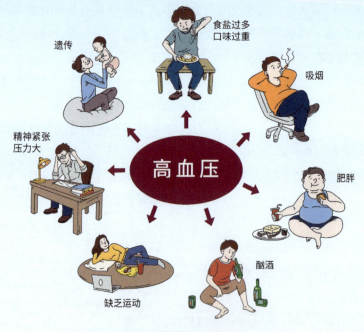

图1　高血压危险因素

②超重和肥胖。超重和肥胖显著增加了全球人群全因死亡的风险，同时也是高血压患病的重要危险因素。近年来，我国人群中超重和肥胖的比例明显增加，35~64岁中年人的超重率为38.8%、肥胖率为20.2%，其中女性高于男性，城市居民高于农村居民、北方居民高于南方居民。中国成年人超重和肥胖与高血

压发病关系的随访研究结果发现,随着身体质量指数(BMI)的增加,超重组和肥胖组的高血压发病风险是体重正常组的 1.16~1.28 倍。超重和肥胖与高血压患病率关联最显著。内脏型肥胖与高血压的关系较为密切,随着内脏脂肪指数的增加,高血压患病风险增加。此外,内脏型肥胖与代谢综合征密切相关,可导致糖、脂代谢异常。

③ 过量饮酒。过量饮酒包括危险饮酒(男性 41~60 g/d、女性 21~40 g/d)和有害饮酒(男性 60 g/d 以上、女性 40 g/d 以上)。我国饮酒人数众多,18 岁以上饮酒者中有害饮酒率为 9.3%。限制饮酒与血压下降显著相关,酒精摄入量平均减少 67%,SBP 下降 3.31 mmHg,DBP 下降 2.04 mmHg。目前,有关少量饮酒有利于心血管健康的证据尚不足,相关研究表明,即使对少量饮酒的人而言,减少酒精摄入量也能够改善心血管健康,减少心血管疾病的发病风险。

④ 长期精神紧张。长期精神紧张是高血压患病的危险因素,精神紧张可激活交感神经从而使血压升高。一项包括 13 个横断面研究和 8 个前瞻性研究的荟萃分析定义精神紧张包括焦虑、担忧、心理压力紧张、愤怒、恐慌或恐惧等,结果显示,有精神紧张者发生高血压的风险是正常人群的 1.18 倍和 1.55 倍。

⑤ 其他危险因素。除了以上高血压发病危险因素外,其他危险因素还包括年龄、高血压家族史、缺乏体力活动,以及糖尿病、血脂异常等。近年来,大气污染也备受关注。研究显示,暴露于 $PM_{2.5}$、$PM_{10}$、$SO_2$ 和 $O_3$ 等污染物中均会伴随高血压的发生风险和心血管疾病的病死率增加。

## 4. 如何预防高血压?

日常生活中可以通过以下几种方式来预防高血压的发生:

(1) 限盐

机体对盐的摄入量和高血压的发病存在正相关关系,机体对盐的摄入量较高的时候其血压值会明显升高。每天机体对盐的摄入量加大 1 g,其高压值则会提高 2.0 mmHg,低压值则会提高 1.7 mmHg。WHO 提出,每人每天盐的摄入量需要少于 6 g,这个 6 g 不只是食盐中的盐含量值,还包括酱油、味精等一些含有盐的调料及食品内的盐含量值。日常生活中,可使用限盐勺协助盐量的控制,或者减少盐摄入量到之前的 1/3 或 2/3,进而减少对盐的摄入,预防高血压的发生。

(2) 控制体重

推荐将体重维持在健康范围内(BMI:18.5~23.9 kg/m², 男性腰围<90 cm,女性腰围<85 cm)。建议所有超重和肥胖患者减重。控制体重,包括控制能量摄入、增加体力活动和行为干预等。在膳食平衡基础上减少每日总热量摄入,控制高热量食物(高脂肪食物、含糖饮料和酒类等)的摄入,适当控制碳水化合物的摄入;提倡进行规律的中等强度的有氧运动,减少久坐时间。此外,行为疗法,如建立节食意识、制订用餐计划、记录摄入食物种类和重量、计算热量等,对减轻体重有一定帮助。对于综合生活方式干预减重效果不理想者,推荐使用药物治疗或手术治疗。对特殊人群,如哺乳期妇女和老年人,应视具体情况采用个体化减重措施。减重计划应长期坚持,减重速度因人而异,不可急于求成。建议将目标定为一年内体重减少初始体重的 5%~10%。

(3) 增加运动

运动可以改善血压状况。每日 30 分钟的有氧运动平均降低 SBP 3.84 mmHg、DBP 2.58 mmHg。队列研究发现，高血压患者定期锻炼可降低心血管死亡和全因死亡风险。因此，建议非高血压人群（为降低高血压发生风险）或高血压患者（为了降低血压），除日常生活的活动外，每周 4~7 天，每天累计进行 30~60 分钟的中等强度运动（如步行、慢跑、骑自行车、游泳等），运动形式可采取有氧、阻抗和伸展等。运动以有氧运动为主，无氧运动作为补充，强度须因人而异。常用运动时最大心率来评估运动强度，中等强度运动为能达到最大心率［最大心率（次/分）= 220-年龄］的 60%~70% 的运动。高危患者运动前须进行评估。

(4) 戒烟戒酒

吸烟是一种不健康行为，是心血管疾病和癌症的主要危险因素之一。被动吸烟显著增加心血管疾病风险。戒烟虽不能降低血压，但可降低心血管疾病风险。戒烟的益处十分肯定。吸烟容易引发高血压，吸进 1 支烟则人的心率 1 分钟提高 5 次到 20 次，会导致其 SBP 提升 10~25 mmHg，这主要是由于烟中含有的尼古丁会对人体中枢神经及交感神经产生兴奋作用，导致机体心率增快，对肾上腺合成儿茶酚胺具有促进作用，使小动脉出现收缩情况，进而提升机体血压。而戒酒同样重要，饮酒会引起交感神经兴奋，提高患者的 SBP 与 DBP。此外，患者的心肌收缩能力与耗氧能力也会加强，体内的毛细血管受到信号刺激后会迅速舒张，使血管通透性增加，这都会对血压造成不良的影响。倘若长期酗酒，则会导致神经体液内分泌系统的分泌失调，进而引起神经性血压升高。所以，为了能够将血压控制在合理的范围内，建议患者戒酒。

(5) 减轻精神压力,保持心理平衡

精神紧张可激活交感神经丛从而使血压升高。精神压力增加的主要原因包括过度的工作和生活压力以及病态心理,包括抑郁症、焦虑症、A 型性格、社会孤立和缺乏社会支持等。医生应该对高血压患者进行压力管理,指导患者进行个体化认知行为干预。必要情况下采取心理治疗联合药物治疗缓解焦虑和精神压力。适用于焦虑障碍的药物主要包括苯二氮类(阿普唑仑、劳拉西泮)和选择性 5-羟色胺 1A 受体激动剂(丁螺环酮、坦度螺酮)。也可建议患者到专业医疗机构就诊,避免由于精神压力导致的血压波动。

## 5. 高血压会有什么症状?

高血压会产生以下几个方面的症状。

(1) 血压升高的症状

患者血压升高可产生头晕、头痛、耳鸣、记忆力下降、失眠、多梦、易醒、胸闷、心悸、气短、恶心、呕吐、腰酸腿软、乏力、活动能力下降等症状。不同患者症状表现不一,大致分三种:① 绝大部分患者以某一症状为主;② 少数患者几乎均有上述症状;③ 极少数患者血压很高,但无任何不适,直至出现靶器官损害或发生急性脑血管病、心力衰竭、冠心病等就诊才被发现。为了尽早发现高血压,在诊治或健康体检时均应测量一次血压。需要注意的是,部分患者出现的以上症状是伴随症状,与血压升高无关,还有些患者服用降压药期间可能会出现不良反应,也不属于高血压症状。

(2)继发性高血压各原发疾病的症状

继发性高血压原发疾病均有各自的独特症状,如原发性醛固酮增多症者会出现头痛、夜尿增多及低血钾的症状;急性肾小球肾炎者有发热、水肿、尿少等症状。因此,高血压患者就诊时,应主动告知自己的全部症状,以帮助筛选原发疾病。

(3)靶器官损害和心血管疾病的症状

高血压患者发生左心衰竭时会出现呼吸困难、气短胸闷、口唇发绀等症状;发生脑血管疾病时,会出现头晕、头痛、恶心、呕吐、四肢活动障碍等症状;发生肾功能不全时,有早期夜尿增多、颜面水肿等症状。上述三大症状是诊断和鉴别高血压的依据,患者出现这些症状时,既要做好全面记录,问诊也要详细。

(4)心血管疾病其他危险因素的症状

糖尿病、高血压、血脂异常、吸烟是心血管疾病的危险因素,而这些危险因素越多,发生心血管疾病的可能性就越大,所患疾病就越严重。糖尿病因素可促使其他危险因素加倍,如伴糖尿病的高血压患者,心血管疾病发生率比同一水平的单纯高血压患者增加一倍。因此,对高血压患者予以合理抗高血压治疗时,应明确心血管疾病的危险因素,才能真正保护患者的心、脑、肾。

(5)合并其他疾病的症状

高血压患者合并青光眼时,有头痛、眼胀、胸闷、恶心、呕吐等症状;合并前列腺增生时,有尿流变细、尿频或充盈性尿失禁等表现。临床医生问诊时,除让患者表述高血压主要症状外,还要有意识地询问患者是否存在其他疾病,这对选择降压药、兼顾其他疾病的治疗有重要意义。合并青光眼者宜选用利尿降压药,根据血压水平加用小剂量钙拮抗药,避免使用血管扩张药;合并前列腺增生者宜用α受体阻滞药,避免应用中强效利尿药;

合并慢性阻塞性肺疾病者宜选用钙拮抗药和血管紧张素转换酶抑制药，避免使用非选择性的β受体阻滞药。全面了解高血压患者病情，有利于治疗高血压，避免影响其他疾病的预后。

## 6. 高血压必须治疗吗？

所有高血压患者一旦确诊，建议在生活方式干预的同时立即启动药物治疗。仅 SBP<160 mmHg、DBP<100 mmHg 且未合并冠心病、心力衰竭、脑卒中、外周动脉粥样硬化病、肾脏疾病或糖尿病的高血压患者，医生也可根据病情及患者意愿暂缓给药，采用单纯生活方式干预最多 3 个月后，若血压仍未达标，再启动药物治疗。

常用的五大类降压药物均可作为初始治疗用药，建议根据特殊人群的类型、合并症，选择针对性的药物进行个体化治疗。应根据血压水平和心血管风险选择初始单药或联合治疗。一般患者采用常规剂量；老年人及高龄老年人初始治疗时通常应采用较小的有效治疗剂量。根据病情需要，可考虑逐渐增加至足剂量。优先使用长效降压药物，以有效控制 24 小时血压，更有效预防心脑血管并发症的发生。对血压≥160/100 mmHg、高于目标血压 20/10 mmHg 的高危患者，或单药治疗未达标的高血压患者应进行联合降压治疗（Ⅰ，C），包括自由联合或单片复方制剂。

## 7. 血压总降不下来，是难治性高血压吗？

难治性高血压的定义：在改善生活方式基础上应用了可耐受的足够剂量且合理的 3 种降压药物（包括一种噻嗪类利尿剂）至

少治疗4周后,诊室和诊室外(包括家庭血压或动态血压监测)血压仍在目标水平之上,或至少需要4种药物才能使血压达标时,称为难治性高血压(refractory hypertension,RH)。其患病率不详,我国尚无确切的流行病学数据。确定患者是否属于RH常需配合采用诊室外血压测量(家庭血压测量及动态血压监测),以排除白大衣血压效应及假性高血压。要寻找影响血压控制不良的原因和并存的疾病因素:① 较常见的原因是患者治疗依从性差(未坚持服药)。② 降压药物选择或使用不当(药物组合不合理、使用药物剂量不足)。③ 应用了拮抗降压的药物,包括口服避孕药、环孢素、促红细胞生成素、糖皮质激素、非甾体抗炎药、抗抑郁药、可卡因及某些中药(如甘草和麻黄)等。④ 其他影响因素如不良生活方式、肥胖、容量负荷过重(利尿剂治疗不充分、高盐摄入、进展性肾功能不全)或某些并存疾病状况,如糖尿病、血脂异常、慢性疼痛以及长期失眠、焦虑等。患者可能存在1种以上可纠正或难以纠正的原因。⑤ 排除上述因素后,应该警惕继发性高血压的可能性,启动继发性高血压的筛查。

## 8. 如何正确测量血压?

选择经认证合格的上臂式医用电子血压计,定期校准。袖带的大小应适合患者上臂臂围,袖带气囊至少覆盖80%上臂周径,常规袖带长22~26 cm,宽12 cm,上臂臂围大者(>32 cm)应换用大规格袖带。

安静放松,去除可能有影响的因素(测量前30分钟内禁止吸烟、饮咖啡或茶等,排空膀胱),安静休息至少5分钟。测量时取坐位,双脚平放于地面,放松且身体保持不动,不说话。

姿势规范，上臂中点与心脏处于同一水平线上；袖带下缘应在肘窝上 2.5 cm（约两横指）处，袖带绑好后应松紧合适，以可插入 1~2 指为宜（图 2）。

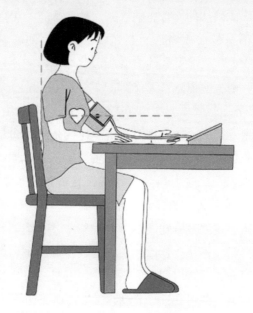

图 2　测量血压的正确姿势

## 9. 高血压患者在日常生活中要注意什么？

对确诊高血压的患者，应立即启动并长期坚持生活方式干预，即"健康生活方式六部曲"——限盐减重多运动，戒烟戒酒心态平。一些生活方式干预方法可明确降低血压，如减少钠盐摄入、减轻体重、进行规律的中等强度运动（如快走、慢跑、骑车、游泳、打太极拳等常见健身方式）均有直接的降压效果。戒烟、戒酒可直接降低心血管疾病的发生风险，更应大力提倡。此外,协助患者减轻精神压力、保持心理平衡,也是提高治疗效果的重要方面(表4)。

表4 高血压生活方式干预方法

| 内容 | 目标 | 可获得的 SBP 下降效果 |
| --- | --- | --- |
| 减少钠盐摄入 | 每人每日食盐摄入量不超过 6 g(1 啤酒瓶盖*);注意隐性盐的摄入(咸菜、鸡精、酱油等) | 2~8 mmHg |
| 减轻体重 | BMI* < 24,腰围< 90 cm(男),腰围< 85 cm(女) | 5~20 mmHg/减重 10 kg |
| 规律运动 | 中等强度运动,每次 30 min,每周 5~7 次 | 4~9 mmHg |
| 戒烟 | 建议戒烟,避免被动吸烟 | — |
| 戒酒 | 推荐不饮酒,目前在饮酒的高血压患者,建议戒酒 | — |
| 心理平衡 | 减轻精神压力,保持心情愉悦 | — |

注:*普通啤酒瓶盖去掉胶皮垫后水平装满可盛 6 g 食盐。BMI 为身体质量指数,是评价体重的指标,BMI=体重÷身高$^2$(体重单位为 kg、身高单位为 m)。BMI 判定标准为正常 18.5≤BMI<24.0;超重或肥胖 BMI≥24.0。

根据患者具体情况,与患者共同讨论需要改善的生活方式,制定最终目标,每次随访根据改善情况设定近期的具体目标,为患者提供咨询,鼓励其坚持。为提高可行性,可根据患者意愿,每次有针对性地选择 1~2 项需要改善的生活方式,持续督促、追踪。

## 二、脑卒中

### 1. 什么是脑卒中?

脑卒中又称中风脑血管意外(CVA),是一种急性脑血管疾病,是由于脑部血管突然破裂或因血管阻塞导致血液不能流入大脑而引起脑组织损伤的一组疾病。

脑卒中通常分为以下两类(图3)。

(1)缺血性脑卒中

缺血性脑卒中也叫作脑梗死,是由各种原因导致脑动脉血流中断,局部脑组织缺氧、缺血性坏死,而出现相应的神经功能缺损的脑血管疾病。常见的有脑梗死,此外还有脑缺血发作,即症状为一过性发作,可以持续几分钟、几小时,而后便可以完全缓解。

(2)出血性脑卒中

出血性脑卒中又叫作脑出血,是卒中的另一种主要类型,它是指脑内或脑附近的血管破裂后,当血液流入脑内或脑周围区域时,由破裂的动脉滋养的细胞无法获得正常的氧气和营养供应,从而导致功能的丧失。此外,流出的血液还会压迫周围的脑组织,引起脑损伤。另外,从破裂动脉流出的血液会很快形成血凝块,代替正常的脑组织,使脑功能受损。脑出血最常出现在那些同时有动脉粥样硬化和高血压的人群中。

缺血性脑卒中的发病率高于出血性脑卒中,占脑卒中总数的60%~70%。脑卒中的发病年龄多在40岁以上,男性较女性多,严重者可引起死亡，其中出血性脑卒中的死亡率较高。

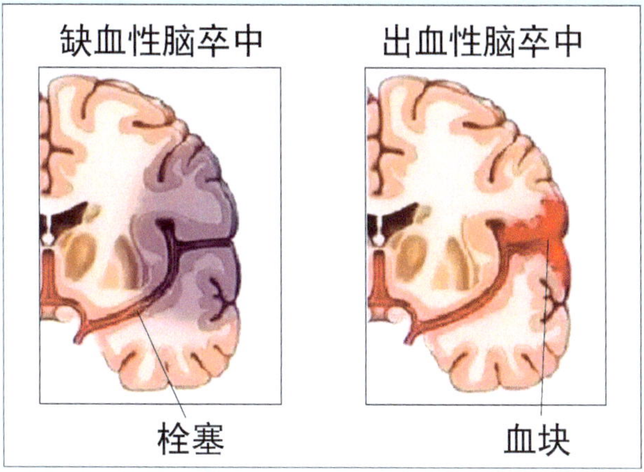

图 3 缺血性脑卒中与出血性脑卒中

## 2. 脑卒中的患者多吗？

随着我国国民经济的快速发展，人们的生活条件和生活方式明显改变，加之迅速到来的人口老龄化，导致国民的疾病谱、死亡谱发生了很大的变化。目前，脑血管疾病已成为危害我国中老年人身体健康和生命的主要疾病。国家卫生健康委员会统计中心发布的人群监测资料显示，无论是在城市或是农村，脑血管疾病近年在全死因顺位中都呈现明显前移的趋势。城市居民脑血管疾病死亡已上升至第一位，农村地区在 20 世纪 90 年代初脑血管疾病死亡列第三位，90 年代后期升至第二位。

全球疾病负担研究（global burden of disease study，GBD）数据显示，卒中是我国成人致死、致残的首位病因。中国是最大的发展中国家，人口约占世界总人口的 1/5，现卒中患者数高居世界首位。

近年来,我国脑卒中疾病负担沉重,发病率和患病率呈增长趋势,且发病率、患病率、病死率和伤残调整寿命年均高于英、美、日等发达国家同期水平。随着人口老龄化程度的持续加深,脑卒中相关危险因素控制欠佳等问题持续存在,由脑卒中导致的疾病负担在我国呈现日益加重的趋势(图4)。

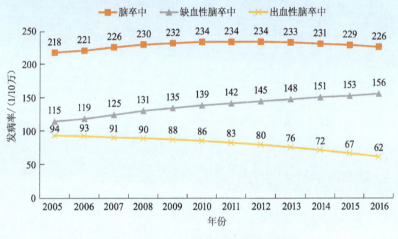

图4  2005—2016年我国脑卒中发病率

## 3. 脑卒中的危险因素有哪些?

根据国内外经验,脑卒中可防可控。对脑卒中的危险因素进行积极有效的干预,可以明显降低脑卒中发病率,减轻脑卒中疾病负担。

脑卒中的危险因素分为可干预与不可干预两种。不可干预因素主要包括年龄、性别、种族、遗传因素等;可干预因素包括高血压、糖代谢异常、血脂异常、心脏病、无症状性颈动脉粥样硬化和生活方式等。常见的危险因素如下：

① 高血压。无论是出血性脑卒中还是缺血性脑卒中，高血压是最主要的独立危险因素。可通过服用降压药、低盐饮食等将血压逐渐降至正常范围。

② 糖尿病。通过控制饮食、服用降糖药，将血糖降至正常范围。

③ 心脏疾病，如风湿性心脏病、冠心病。尤其需要防止心房颤动引起栓子脱落造成脑栓塞。

④ 血脂代谢紊乱。极低密度脂蛋白、低密度脂蛋白是引起动脉粥样硬化的最主要脂蛋白，高密度脂蛋白是抗动脉粥样硬化脂蛋白。

⑤ 短暂性脑缺血发作（TIA）。TIA本身是缺血性脑卒中分类的一个类型，也可以是脑梗死的先兆或前驱症状，应及时治疗。

⑥ 吸烟与酗酒。

⑦ 血液流变学紊乱。特别是全血黏度增加时脑血流量下降，其中红细胞比容增高和纤维蛋白原水平增高是缺血性脑卒中的主要危险因素。

⑧ 肥胖。肥胖与超重均为缺血性脑卒中的危险因素，与出血性脑卒中无关。

⑨ 年龄和性别。年龄是动脉粥样硬化的重要危险因素，粥样硬化程度随年龄增高而增加。50岁以上人群随着年龄增加，脑卒中发病率也有所增加，一般来说，女性脑卒中发病率低于男性。

## 4. 如何预防脑卒中？

对脑卒中的预防主要是对各种危险因素的预防，可遵循三级预防的策略。

① 一级预防是指发病前的预防，也就是及早地改变不良的生活方式，主动筛查和管理各种危险因素，从而使脑血管疾病不发生或者推迟发生。针对具有脑卒中危险因素的人群，积极治疗危险因素，同时定期监测其他危险因素的发生并采取针对性措施，减少疾病发生；已经证明，禁烟、限制膳食中的盐含量、多食新鲜水果蔬菜、有规律地进行身体锻炼、避免过量饮酒可降低罹患脑血管疾病的危险。此外，还需要对糖尿病、高血压和高血脂等采取药物治疗，以减少脑血管疾病患病风险并预防脑卒中。

② 二级预防指针对已发生脑卒中或 TIA 的患者，为了减少脑卒中的复发，应积极寻找疾病发生的原因，纠正或治疗可能的危险因素。例如，对脑卒中伴有高血压患者科学使用降压药，主动控制血压，有利于脑卒中的二级预防；对有糖尿病等其他疾病的脑卒中患者除合理用药外，还可以开展各种干预措施，如戒烟限酒、倡导健康生活方式等，往往可以预防近75%的血管性反复发作事件。

③ 三级预防即对已有脑卒中的患者进行积极合理的康复治疗，可降低致残程度，或者是减少致残可能，甚至让患者达到完全康复。其主要措施就是进行康复，包括心理康复和躯体康复两大方面。控制血压对脑卒中三级预防的效果显著。对于病情稳定的脑卒中患者来说，仍然需要长期坚持服用降压药物。

## 5. 脑卒中的易发人群有哪些？

脑卒中的易发人群如下（图5）。

① 有高血压基础疾病的患者。在国内人群中，高血压是脑卒

中最主要的危险因素。

② 糖尿病患者也容易发生脑卒中。研究表明，与正常血糖相比，糖尿病前期（包括空腹血糖受损或糖耐量受损）与脑卒中风险增加显著相关。糖尿病患者缺血性脑卒中发病年龄更低，且不同年龄段糖尿病患者缺血性脑卒中的发病率均有增加。

③ 血脂异常患者。血脂异常包括胆固醇（TC）或甘油三酯（TG）水平异常升高，以及低密度脂蛋白（LDL-C）水平升高或者高密度脂蛋白（HDL-C）水平降低。亚太组织合作研究项目通过对亚洲人群的研究发现，TG 每升高 1 mmol/L，脑卒中发生率就增加 25%，TC 和 LDL-C 升高会增加缺血性脑卒中的风险。饮食治疗和改善生活方式是治疗血脂异常的基础方法。

④ 心脏病患者。患有心肌梗死、心律失常、细菌性心内膜炎、心脏瓣膜疾病，做过心脏手术以及安装起搏器者容易出现血栓，从而导致脑卒中。约 20% 的缺血性脑卒中是由心源性栓子造成的，约 40% 不明原因的脑卒中可能是心源性脑卒中。

⑤ 无症状颈动脉粥样硬化患者。研究显示，无论是男性还是女性，缺血性脑卒中的发生风险均随着颈动脉斑块面积的增大而升高。由此可见，斑块面积是缺血性脑卒中发生的强预测因子之一。

⑥ 吸烟者。很多研究数据显示，经常吸烟是缺血性脑卒中重要的独立危险因素。吸烟可使缺血性脑卒中的相对危险增加 90%，使蛛网膜下腔出血的危险增加近 2 倍。

⑦ 饮酒者。既往研究表明，每周酒精摄入超过 300 克称为大量饮酒，可增加脑卒中发病风险。每周酒精摄入 150～300 克称为中度饮酒，每周酒精摄入小于 150 克称为少量饮酒，减少酒精摄入量可降低脑卒中发病风险。

⑧ 缺乏锻炼与肥胖者。缺乏锻炼可增加脑血管疾病的发病率和病死率及脑卒中的风险。长期规律的体力活动可以提高神经认知功能，降低血压，减少糖尿病、肥胖的发生，从而减少脑卒中的风险。脑卒中、高血压、糖尿病、心脏病都与超重和肥胖相关。减轻体重可明显降低超重或肥胖者患脑血管疾病的风险。

⑨ 偏头痛、睡眠呼吸障碍以及有脑卒中家族史者等。

综上所述，要从控制基础疾病，比如糖尿病、心脏病，以及保持健康的生活方式，比如戒烟、限酒、适当运动、控制体重等开始预防脑卒中。

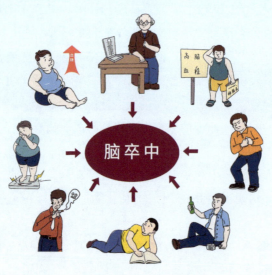

图5　脑卒中易发人群

## 6. 脑卒中有哪些常见表现？

脑卒中发病后能否及时送到医院进行救治，是能否达到最好救治效果的关键。公众应充分认识脑卒中的危害和及时到医院就诊的重要性,并具有识别脑卒中症状的基本常识,强化及时转运患者的意识和行动。

脑卒中的常见症状包括(图6):

① 症状突然发生;

② 一侧肢体(伴或不伴面部)无力、笨拙、沉重或麻木;

③ 一侧面部麻木或口角歪斜;

④ 说话不清或理解语言困难;

⑤ 双眼向一侧凝视;

⑥ 一侧或双眼视力丧失或视物模糊;

⑦ 视物旋转或平衡障碍;

⑧ 既往少见的严重头痛、呕吐;

⑨ 上述症状伴意识丧失或抽搐。

意识丧失

一侧肢体无力

口眼歪斜

既往少见的严重头痛、呕吐

说话不清楚

双眼向一侧凝视

视力丧失或视物模糊

眩晕伴呕吐

图6 脑卒中常见症状

## 7. 如何快速识别脑卒中?

在脑卒中发生的第一时间进行正确、及时、有效的处理是降低患者致残、致死风险的关键。因此脑卒中的症状判断尤为重要,患者、家属或旁观者迅速判断病情并通知紧急医疗救助系统,是减少延误的关键。

脑卒中是急症,中国卒中学会推荐 FAST 原则预测卒中。F 指面部(Face):请患者微笑,观察其一侧面部是否已没有表情、僵硬,或者眼睑、嘴角下垂。A 指上肢(Arm):请患者将双臂抬高平举,观察其一侧手臂是否因无力而下垂。S 指言语(Speech):请患者重复一个简单的句子,辨别其发音是否清晰、语句是否准确。T 指时间(Time):当患者出现上述 3 种症状中的任意一种时,需要立即就医。家属需要准确记录患者发病时间,并告知接诊的医生护士或急救人员。

脑卒中"120"口诀(图 7):

1 代表"看到 1 张不对称的脸";

2 代表"查看 2 只手臂是否有单侧无力";

0 代表"聆(0)听讲话是否清晰"。

以上口诀可以快速有效识别脑卒中,为患者赢得宝贵的治疗时间。如果突发上述症状之一,即为有可能发生了急性脑卒中,请牢记发病时间并即刻前往医院就诊。

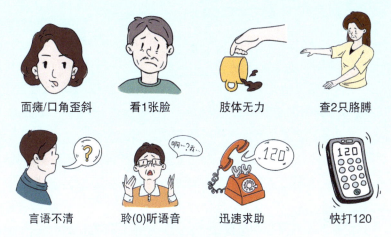

图 7　脑卒中快速识别

## 8. 如何治疗脑卒中？

脑卒中的病因、发生机制、病变性质、病理类型、临床表现等复杂多样，辅助检查和治疗方法较多，而其结果及评价不一，可因处理不当造成不良后果。需要重视临床病理类型（病变的部位、范围等）及病期（主要是时间窗），以制订符合客观实际的综合治疗方案。

① TIA 是脑卒中的高危因素，需要积极对其进行治疗，整个治疗过程应尽可能个体化。比如已证实对有脑卒中危险因素的患者进行抗血小板治疗能有效预防中风，因此对 TIA 尤其是反复发生 TIA 的患者应首先考虑选用抗血小板药物。

② 脑梗死（缺血性脑卒中）的治疗在一般内科支持治疗的基础上，可酌情选用改善脑循环、脑保护、抗脑水肿、降颅压等措施。重点是急性期的分型治疗。腔隙脑梗死不宜脱水，主要是

要改善循环；大、中梗死应积极抗脑水肿、降颅压，防止脑疝形成。在小于6小时的时间窗内有适应证者可进行溶栓治疗。

③ 脑出血（出血性脑卒中）的治疗除一般内科治疗外，还需要注意控制血压。对脑出血患者血压的控制并无一定的标准，应视患者的年龄、既往有无高血压、有无颅内压增高、出血原因、发病时间等情况而定。颅内压升高是脑出血患者死亡的主要原因，因此降低颅内压为治疗脑出血的重要任务。脑出血还可以手术治疗，尽快清除患者血肿，降低颅内压，尽可能早期减少血肿对周围脑组织的压迫，降低致残率。

④ 原发性蛛网膜下腔出血（SAH）的治疗以降低颅内压，纠正水、电解质平衡紊乱，对症治疗为主。

另外，无论是缺血性脑卒中还是出血性脑卒中，都可以按照实际情况，实施规范的外科手术。脑血管疾病的血管内介入治疗也是血管内神经外科最重要的组成部分。

## 9. 脑卒中的最佳治疗时间是什么时候？

脑卒中发病后及时送到医院进行救治，是达到最好救治效果的关键。以缺血性脑卒中为例，成功治疗的时间窗非常短暂，仅为3~6小时。因为患者发病后接受静脉溶栓具有时间依赖性，溶栓越快，效果越好。在发病3~4.5小时内，多数患者存在脑组织恢复的可能性。若患者于发病3~4.5小时内紧急入院，进行静脉溶栓，可以明显减少梗死的面积，挽救即将坏死的脑组织。

要警惕这3~4.5小时，这是黄金治疗时间，一定要积极识别症状和加快转运患者。

相关研究显示，我国在发病3小时内能达到急诊的急性缺血性脑卒中（AIS）患者只有 21.5%，而院前延误是导致 AIS 患者不能在时间窗内到达可开展溶栓治疗的医疗机构的重要原因之一。

国家卫生健康委脑卒中防治工程委员会（以下简称"脑防委"）开发的中国卒中急救地图 App 中，包括针对公众的卒中地图微信公众号、针对院前急救人员及院内绿色通道人员使用的卒中急救地图。卒中急救地图可以让公众快速了解自己所在区域内各医院的卒中救治能力，减少院前延误，让更多患者在时间窗内到达医院。

## 10. 进行脑卒中急救时是应该抢时间还是选医院？

缺血性脑卒中发病时，如果患者使用了专门溶解血凝块的药物，就可能重新疏通血管，恢复脑部区域的正常功能。但是脑部区域缺血之后只能存活一定时间，假如得不到及时的血液供应，最终将完全失去功能，即使再疏通血管，也无法恢复。所以，必须赶在脑部缺血区域彻底失去功能前，给患者用上溶解血凝块的药物。换言之，时间就是大脑！目前，这个时间是 3~4.5 小时。当然，时间越短越好，最好在 3 小时内。因为越早用药，脑部缺血区域存活的可能性就越高。如果患者脑卒中发病后，舍近求远，在一系列问诊、检查结束后，已经发病超过 4 个小时，这个时候再用药，恢复的可能性则低于就近急诊了。

所以，对于缺血性脑卒中或者出血性脑卒中的患者而言，治疗是与死神的一场赛跑，越早治疗，效果越好。脑卒中患者需要就近就医，听从 120 急救人员指挥，最好能选择有卒中救治能力的医院，不要选择自己认为好的医院。

在卒中救治上，时间就是生命，时间就是大脑。

## 11. 脑卒中会留下哪些后遗症？

脑卒中是比较严重的疾病，经常出现在中老年人身上。脑卒中重在平时的预防，一旦疾病发作，危害性就会特别大，脑卒中患者即使及时、积极进行治疗，也有很大的可能出现后遗症，比较常见的后遗症是长时间昏迷、语言障碍以及肢体麻木等，严重影响患者的生活。

① 脑卒中患者容易陷入昏迷状态，这是脑卒中比较常见的后遗症。人体大脑的构造十分复杂，脑卒中患者在发病以后血管破裂，大脑内会渗入血液，导致患者很容易出现脑组织水肿，并陷入昏迷的状态。脑卒中所引起的昏迷时间不可确定，属于危害性比较大的后遗症。

② 脑卒中经常会导致患者出现表达障碍。根据对脑卒中患者的统计来看，有一部分脑卒中患者会出现失语的问题，症状比较轻的患者也会出现表达不明确、说话模糊不清的状况，这应该是由脑卒中患者大脑内语言中枢受损引起的。这一症状不容易解决，一般需要时间慢慢恢复。

③ 脑卒中经常会导致患者出现感觉障碍，患者的具体表现也非常多，大多数患者会出现肢体麻木或者半身不遂的状况，严重的还会出现偏瘫，这种后遗症对于患者的健康影响很大，很多脑卒中的患者会因此丧失生活自理能力，需要家人长时间的照顾。

脑卒中可能造成的后遗症非常多，在每个患者身上的表现也不一样，脑卒中患者一定要重视康复治疗，以平和的心态对待疾病。

## 12. 既往发生脑卒中的患者，在饮食、生活方面要注意什么？

既往发生脑卒中的患者，在饮食、生活方面要注意以下几点。

（1）坚持健康的生活习惯

作息规律、戒烟限酒、低盐低脂饮食，适当进行居家运动，比如室内快走慢跑、做康复操、打太极拳等活动。尽量避免长时间观看电视、手机与熬夜等不良生活习惯。尤其对于老年患者来说，久坐不动或久卧不动容易导致下肢静脉血栓形成，应适当加强活动。

（2）坚持控制脑血管疾病的危险因素

病情比较平稳的患者可以继续服用既往的药物，同时做好血压、血糖等监测。高血压患者可以在每天早餐、晚餐前进行血压测量并记录。对于糖尿病患者来说，居家生活可能导致活动减少，从而导致血糖偏高，故建议增加室内活动量，在保证营养全面的基础上适当减少主食摄入，加强血糖监测，根据血糖情况咨询医生，适当调整口服药物或胰岛素用量。

（3）坚持康复锻炼

上肢功能障碍的患者可以进行主动或家人辅助下的肩、肘、腕、指关节的各方向运动，肌力较好者可练习用勺子或筷子吃饭、夹豆子、投球等运动；下肢功能障碍的患者，可进行站立、行走训练等，运动时也要注意髋、膝、踝关节的各方向锻炼到位；吞咽困难、言语不清的患者，可进行唇舌操的练习、发音训练练及呼吸训练等。锻炼地点应光线充足且相对宽敞，锻炼时注意安全，避免跌倒。

## 三、心肌梗死

### 1. 急性心肌梗死是怎么一回事?

要了解心肌梗死,首先要了解冠心病。冠心病全称是冠状动脉粥样硬化性心脏病,是指由于冠状动脉粥样硬化使得血管腔狭窄或堵塞,和/或因冠状动脉功能性改变(痉挛)导致心肌缺血、缺氧或坏死引起的心脏病,也称缺血性心脏病。

供应心肌血液的血管称为冠状动脉,脂质等斑块的沉积会造成冠状动脉管腔内的狭窄,急性心肌梗死大多发生在冠状动脉固有狭窄的基础上(图8)。冠状动脉管腔内的斑块破裂及急性血栓的形成会造成管腔完全持续闭塞,最终导致心肌缺血、缺氧

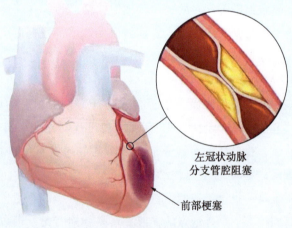

左冠状动脉
分支管腔阻塞

前部梗塞

图8 心肌梗死的示意图

坏死。

急性心肌梗死是冠心病的严重类型，也是致死、致残的主要原因，它是在冠状动脉病变的基础上，发生冠状动脉血供急剧减少或中断，导致相应的心肌严重而持久地急性缺血进而引起心肌坏死。

## 2. 患急性心肌梗死的人多吗？

急性心肌梗死在欧美国家多见，我国相对较少，20世纪70年代和80年代时期，北京、河北、黑龙江、广州、上海等省或市发病率仅为（20~60）/10万人。80年代北京发病率为64.01/10万人；1989年上海10所医院收住院急性心肌梗死患者数是1970年的3.84倍；1991年北京16所（后增至28所）医院收住院急性心肌梗死患者是1972年的2.47倍。这些数据表明，急性心肌梗死在我国发病率逐渐上升。据世界银行估计，到2030年，中国心肌梗死的患病人群将达到2 000多万人。

## 3. 急性心肌梗死常见病因是什么？

急性心肌梗死的基本病因是冠状动脉粥样硬化（偶为冠状动脉栓塞、炎症、先天性畸形、痉挛或冠状动脉口阻塞所致），造成一支或者多支血管管腔狭窄和心肌供血不足，而侧支循环未充分建立。在此基础上，一旦血供急剧减少或中断，使心肌严重而持久地急性缺血达20分钟以上，即可发生急性心肌梗死。

大量研究表明，绝大多数急性心肌梗死患者是由于不稳定的粥样斑块破溃，继而出血和管腔内血栓形成，从而导致管腔闭塞。少数情况下，粥样斑块内或其下发生出血或血管持续痉挛，也可以使冠状动脉完全闭塞。

使斑块破裂出血及血栓形成的常见诱因有：

① 晨起 6～12 小时交感神经活动增加，机体应激反应性增强，心肌收缩力、心率、血压增高，冠状动脉张力增高。

② 饱餐后尤其是进食大量脂肪后，血脂增高、血液黏稠度增高。

③ 重体力活动、情绪过分激动、血压骤升或用力排便时，可导致左心室负荷显著增加。

④ 休克、脱水、出血、外科手术或严重心律失常，导致心排血量骤降，冠状动脉灌流量锐减。

急性心肌梗死可以发生于频发心绞痛的患者，也可以发生于从无症状者。急性心肌梗死发生所导致的严重心律失常、休克或心力衰竭均可以导致冠状动脉灌流量进一步降低，进而导致心肌坏死范围扩大。

## 4. 如何预防心肌梗死？

吸烟、肥胖、高血压、高血糖、高血脂都是冠状动脉粥样硬化的危险因素，所以戒烟、改善生活方式、控制血压血糖、降脂、管理慢性病等都能从源头上降低冠心病的发病率。对于高血压、糖尿病等慢性病患者，在心肌梗死没有发生之前进行干预治疗，可以降低心肌梗死的发生风险。

对已经发生过冠心病或心肌梗死的患者应预防其再次发生心肌梗死和其他心血管事件。预防的措施主要有：

① 抗血小板聚集（阿司匹林或者氯吡格雷、噻氯匹定）；抗

心绞痛治疗（硝酸酯类制剂）。

② 预防心律失常，减轻心脏负荷等；将血压控制在正常范围内。

③ 控制血脂水平；戒烟。

④ 控制饮食；治疗糖尿病。

⑤ 患者及其家属掌握心肌梗死的相关知识。

⑥ 鼓励有计划的、适当的运动锻炼。

## 5. 急性心肌梗死高危人群有哪些？

急性心肌梗死的高危人群包括：

① 老年人。研究显示，随着年龄的增加，冠心病的发病率逐渐增加，但近年来冠心病有年轻化的趋势。

② 吸烟、肥胖、高血压、高血糖、高血脂都是冠状动脉粥样硬化的危险因素，所以也是急性心肌梗死的危险因素。

③ 有高血压、糖尿病、冠心病家族史的人群。有研究表明，直系亲属小于 50 岁患冠心病的人群比没有此类家族史的人群冠心病发病率增加 5 倍。

④ 冠心病及心绞痛患者。

⑤ 有心律失常及心力衰竭的患者。

## 6. 急性心肌梗死发作时有什么症状？

急性心肌梗死发作时的症状包括：

① 疼痛。疼痛是最常见的症状，多发生于清晨，疼痛部位和性质与心绞痛相同，发作多无明显诱因，且常发作于安静时，程

度较重，持续时间较长，可长达数小时甚至数天，休息或用硝酸甘油多不能缓解。发作时患者常烦躁不安、出汗、恐惧、胸闷或有濒死感。少数患者可无疼痛，一开始即表现为休克或心力衰竭。部分患者疼痛位于上腹部，易被误认为胃穿孔、急性胰腺炎等急腹症。部分患者疼痛放射至下颌、颈部、背部上方，易被误认为骨关节痛。

② 全身症状。患者会出现发热、心动过速、白细胞增高和红细胞沉降增快等症状。体温一般在 38 ℃左右，很少超过 39 ℃，持续一周左右。

③ 胃肠道症状。疼痛剧烈时常伴有频繁的恶心、呕吐和上腹胀痛。肠胀气亦不少见，重症者可发生呃逆。

④ 心律失常。见于 75%~95% 的患者，多发生在起病 1~2 天，以 24 小时内最多见，可伴乏力、头晕、晕厥等症状。

⑤ 低血压和休克。

⑥ 心力衰竭。

## 7. 如何诊断急性心肌梗死？

2000 年，欧洲心脏病学会（ESC）、美国心脏病学会（ACC）、中华医学会心血管病学分会根据目前临床实践、流行病学研究和临床试验结果，对急性心肌梗死做出的新的定义为必须至少具备下列三条标准的两条：

① 缺血性胸痛的临床病史。

② 心电图动态演变。

③ 心肌坏死的血清心肌标志物浓度的动态改变。

在上述三项标准中，以胸痛症状诊断急性心肌梗死不是漏诊就是误诊。如前所述,胸痛的病因很多,单凭症状,有时很难区分胸痛的病因。最新的专家共识指出,只要肌钙蛋白异常升高,即可诊断为急性心肌梗死。然而,抽血化验血清心肌坏死标志物(CK、CK-MB、GPT、GOT、肌钙蛋白)需要一定时间才能得出结论。而早已经普及到基层的心电图检查,在急性心肌梗死的诊断和治疗上起着独特作用。出现下列心电图改变时,即可诊断为急性心肌梗死:

① ST 段显著抬高与压低;
② 已有的 Q 波增深增宽;
③ 出现新的病理性 Q 或 Qs 波;
④ T 波的演变过程。

心电图不能发现微小心肌梗死,肌钙蛋白异常可帮助诊断。临床上将胸痛、心电图检查及生化标志物三者结合起来诊断急性心肌梗死具有互补性。

## 8. 如何治疗急性心肌梗死?

关于急性心肌梗死的治疗,强调及早发现,及早住院,并加强住院前的就地处理。治疗原则是尽快恢复心肌的血液灌注(到达医院后 30 分钟内开始溶栓或 90 分钟内开始介入治疗)以挽救濒死的心肌,防止梗死扩大或缩小心肌缺血范围,保护和维持心脏功能。同时及时处理严重心律失常、心力衰竭和各种并发症,防止猝死,使患者不但能渡过急性期,且康复后还能保持尽可能多的有功能的心肌。

针对心肌梗死的治疗主要包括以下几个方面:
① 监护和一般治疗;

② 解除疼痛；
③ 心肌再灌注；
④ 消除心律失常；
⑤ 控制休克；
⑥ 治疗心力衰竭。

## 9. 如何选择药物溶栓治疗或介入手术治疗？

在起病 3~6 小时、最多不超过 12 小时内，使闭塞的冠状动脉再通，心肌得到再灌注，濒临坏死的心肌可能得以存活或使坏死范围缩小，减轻梗死后心肌重塑，预后改善，是一种积极的治疗措施。常用的手段有经皮冠脉介入术和溶栓治疗。

① 经皮冠脉介入术（percutaneous coronary intervention，PCI）。一般针对具备施行介入治疗条件的医院，在患者抵达急诊室明确诊断之后，对需要施行直接 PCI 者边给予常规治疗和术前准备，边将患者送到心导管室。

② 溶栓治疗。无条件施行介入治疗或因患者就诊延误、转送患者到可施行介入治疗的单位而错过再灌注时机时，如无禁忌证应立即（接诊患者后 30 分钟内）行本法治疗。

简而言之，在具备介入治疗条件的时候，应立即开展介入治疗，越早越好。在不具备介入治疗条件的时候，可以尽早开展溶栓治疗。

## 10. 急性心肌梗死突然发作时应该怎么处理？

如果发生心肌梗死相关症状，请这样开展自救。

① 先拨打 120 再通知家人，等待救护人员的到来。

② 保持情绪稳定，停下手中的一切事情，找地方平躺休息。

③ 舌下含服硝酸甘油，一次一片，5~10 分钟内重复服用，最多服用 3 次，但要注意的是，服用之前一定要先确定血压不低，如果血压低或者无法测量血压，不可盲目服用此药。

谨记：救治心肌梗死，最关键的因素是时间，如果在半小时内疏通血管，几乎不会发生人员死亡，而过了半小时，存活率便会大幅减小，超过 12 小时以后，存活率仅为 10/1000。所以救治时越早越好，越快越好（表5）。

表 5　预估心肌梗死至通血管一定时间内可挽救人数

| 发生心肌梗死后至开通血管的时间 | 每 1 000 人中可以挽救的生命数 |
| --- | --- |
| <30 min | 几乎不会死亡 |
| 30~60 min | 可挽救 60~80 人 |
| 1~3 h | 可挽救 30~50 人 |
| 12 h | 可挽救 10 人左右 |

## 11. 急性心肌梗死患者的预后状况怎么样？

急性心肌梗死的预后状况与梗死范围的大小、侧支循环产生的情况以及治疗是否及时密切相关。急性期住院病死率过去一般为 30% 左右，采用监护治疗后降至 15% 左右，采用溶栓治疗后可降至 8% 左右，住院 90 分钟内施行介入治疗后可进一步降至 4%

左右。死亡多发生在发生急性心肌梗死的第一周内,尤其在数小时内发生严重心律失常、休克或心力衰竭者,病死率尤高。

## 12. 急性心肌梗死患者如何避免疾病的再次发作?

急性心肌梗死的患者在接受介入治疗,病情好转出院后,并不意味着治疗的终止。此时的主要任务是预防冠状动脉内的再狭窄,预防心肌梗死的再次发生。

患者需要终身口服抗血小板聚集、调节血脂稳定斑块、抑制心肌重构、抑制交感神经活性等冠心病二级预防的药物,切忌自行停药;定期到心血管内科门诊复诊,复查肝肾功能、凝血功能、血常规、心电图及心脏彩超;同时,还应该监测血压、血糖和血脂。就生活方式而言,患者应该低盐低脂饮食,适当锻炼,建议心肌梗死稳定后的患者每日进行半小时左右的有氧运动,但应循序渐进,避免心绞痛和心力衰竭的发生。

## 四、心力衰竭

**1. 心力衰竭到底是怎么一回事?**

心力衰竭常被称为"心衰"(以下均以"心衰"表述),是指由各种心脏疾病导致心功能不全的一种综合征。在正常情况下,我们的心脏结构如图9所示,心肌收缩有力,心脏排血量可以满足机体器官与组织的血液灌注和正常的机体代谢。出现心衰后,心脏的泵血功能发生障碍,左心房、左心室没有足够的收缩力射血,不能搏出同静脉回流及身体组织代谢所需要的血液,出现肺循环淤血或体循环淤血并表现出一定的症状和体征。

根据发生的时间、速度、严重程度通常可以把心衰分为慢性心衰和急性心衰。慢性心衰在原有慢性心脏疾病基础上逐渐出现

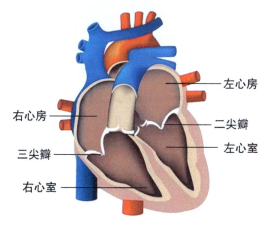

图9 心脏解剖结构

心衰症状和体征。慢性心衰的症状与体征稳定1个月以上称为稳定性心衰。慢性稳定性心衰症状和体征迅速恶化称为急性心衰。根据左室射血分数的情况心衰又可以分为射血分数降低的心衰、射血分数保留的心衰和射血分数中间值的心衰。

## 2. 心衰的原因和诱因有哪些？

几乎所有类型的心脏、大血管疾病都可以引起心衰，例如，由冠心病引起的心肌缺血和心肌梗死最为常见，心肌炎中病毒性心肌炎是最常见的，心肌代谢障碍性疾病中糖尿病是最常见的。心瓣膜疾病、冠状动脉粥样硬化、高血压、内分泌疾患、细菌毒素中毒、急性肺梗死、肺气肿或其他慢性肺脏疾患等均可引起心脏病而产生心衰。另外，心衰的患病与年龄有关，60岁及以上人群患病率通常小于2%，而75岁及以上人群可能会大于10%。

心衰的诱因也非常复杂，由呼吸道感染导致的感染性心内膜炎、心房颤动等心律失常是诱发心衰的重要因素，摄入钠盐过多、静脉滴注过多过快、过度劳累或情绪激动、妊娠等都可以加重心脏负担而诱发心衰。中国心衰注册登记结果显示，心衰患者中冠心病占49.6%、高血压占50.9%，风湿性心脏病在住院心衰患者中占的比例为8.5%。心衰患者心衰加重的主要诱因为感染（45.9%）、劳累或应激反应（26.0%）及心肌缺血（23.1%）。

## 3. 心衰导致的呼吸困难为什么夜间会加重？

心衰患者中左心衰者最为常见。左心衰患者常出现肺淤血，当淤血量达到一定程度时，晚上睡眠如采取平卧姿势，回心血量增多、横膈肌上抬，就会感觉到呼吸困难，常常睡眠中突然被憋气惊醒，此种情况下坐起来或高枕半卧、加大呼吸量可以使憋气情况稍微好转。

## 4. 心衰为什么会有胸腔积液？

临床上最常见的是左心衰，体征为肺循环淤血，单纯的右心衰很少见。左心衰后继发右心衰就成了全心衰，这种严重的、波及全部心肌的全心衰在临床上更为多见。心衰使身体静脉压力增高，胸膜静脉有一部分血液回流到肺静脉，静脉回流受阻，全心衰时更容易出现胸腔积液。

## 5. 腿肿了是不是就是心衰了？

水肿是心衰常见的体征表现，身体静脉压力升高，会使皮肤等软组织出现水肿，最先出现的是身体最低垂的部位，如小腿常呈现出对称、可以压陷的水肿。但并不是下肢水肿都是由心衰引起的，肝脏疾病如肝硬化同样也会引起下肢水肿，这需要临床上专科医生的诊断。

## 6. 心衰容易有哪些症状和并发症？

我们的心脏功能强大，心衰后会出现一段时间的代偿性变化，因此患者一般不会马上感觉到不适。左心衰会表现出劳力性呼吸困难、端坐后呼吸状况有所改善、夜间阵发性呼吸困难、急性肺水肿、咳嗽、咳痰、乏力、疲倦、头晕、心慌、少尿；右心衰会出现水肿、胸腔积液、颈静脉搏动增强、颈静脉充盈、颈静脉怒张、肝脏肿大等体征。当然，随着心衰的进展，患者还会出现心脏扩大或心肌肥厚等症状（图10）。

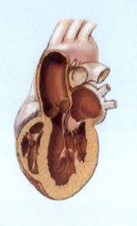

正常心肌　　　　　　肥厚心肌

图10　心衰后出现的心肌肥厚

## 7. 心衰患者怎样处理好运动和休息的关系？

心衰患者要处理好运动和休息的关系。患者首先要控制好体力运动，降低心脏的负荷，此举有利于心脏功能的恢复，但长期卧床休息又会容易发生静脉血栓，更有甚者出现肺栓塞，同时还会影响到消化功能，导致肌肉萎缩。因此，应根据具体情况鼓励心衰患者做必要的运动，例如，从床边小坐开始逐步增加到散步等症状限制性有氧运动。

## 8. 如何判断心衰的严重程度？

目前比较常用的是美国纽约心脏病协会（NYHA）对心衰严重程度提出的一种分级，这是患者根据自身活动能力的自我评价，是一种主观感受，有时与客观检查存在很大差异（表6）。1994年，美国心脏学会（AHA）提出结合心电图、负荷试验、X线检查、超声心动图等客观评估结果，因此形成并行的两种分级方案，即用四个分级和A、B、C、D对病情进行综合判断。

表6 美国纽约心脏病协会（NYHA）对心衰的四个分级

| 级别 | 描述 |
| --- | --- |
| Ⅰ级 | 活动不受限。日常体力活动不引起明显的呼吸困难、疲乏、心悸或心绞痛 |
| Ⅱ级 | 活动轻度受限。休息时无自觉症状，日常活动可出现呼吸困难、疲乏、心悸或心绞痛 |
| Ⅲ级 | 活动明显受限。轻于日常活动即引起上述症状 |
| Ⅳ级 | 不能从事任何体力活动。休息状态下也出现心衰症状，体力活动更会使症状加重 |

## 9. 如何治疗心衰？

慢性稳定性心衰患者可以在社区卫生服务中心或乡镇卫生院等基层卫生医疗机构就医，当遇到以下情况时要考虑转诊：

① 对于心衰患者的初诊或怀疑心衰需明确病因和治疗方案。

② 慢性稳定性心衰患者病情加重，经常规治疗不能缓解，出现以下情况之一时，应及时转诊：心衰症状、体征加重，如呼吸困难、水肿加重、生命体征不稳定；脑钠肽（BNP）等心衰生物标志物水平明显增高；原有心脏疾病加重；出现新的疾病，如肺

部感染、电解质紊乱、心律失常、肾功能恶化、血栓栓塞等；需要进一步调整治疗方案；需要有创检查及治疗，包括血运重建、心脏手术、植入心脏复律除颤器（ICD）、心脏再同步化治疗（CRT）等。

③诊断明确、病情平稳的心衰患者每半年应转诊到专科医师处进行一次全面评估，对治疗方案进行评估和优化。

治疗心衰最常用的药物是利尿剂，此药对缓解淤血、减轻水肿非常有效，但一般不将利尿剂作为单一治疗药物。

血管紧张素转换酶抑制剂（ACEI）和血管紧张素受体阻滞剂（ARB），市面上见到的"××普利""××沙坦"就是这类药物的具体药名。

正性肌力药，最常见的是洋地黄类药物，如地高辛、西地兰。

β受体阻滞剂，如美托洛尔、比索洛尔等。

关于使用中药的治疗，目前虽有一些研究报道，但尚缺乏令人信服的客观证据。

## 10. 心衰患者长期使用利尿剂有什么副作用？

所有出现体液潴留的心衰患者均应给予利尿剂治疗。利尿剂是一个大类，包括噻嗪类（常见的商品名是"氢氯噻嗪""吲达帕胺"）、袢利尿剂（常见的商品名是"呋塞米"，也叫"速尿"）、保钾类（常见的商品名是"螺内酯"，也叫"安体舒通"）等。一旦患者症状缓解、病情得到控制，应以最小剂量长期维持。长期使用利尿剂会导致患者电解质紊乱、维生素和微量元素缺乏，出现低血压、肾功能损伤等症状。

## 11. 心衰患者在日常生活中应该注意什么?

慢性心衰患者如出现原因不明的疲乏或运动耐力明显减低，以及心率增加 15~20 次/分，可能是心衰加重的最早期征兆，要引起重视。患者如处在育龄阶段，则要做好避孕措施。心衰患者如感觉身体不适，如出现感冒、腹泻、发热等症状时需及早就诊。心衰患者要将血脂、血糖、肾功能、电解质控制在合适范围，具体注意事项见表 7。

表 7　心衰患者应注意的事项

| 类型 | 描述 |
| --- | --- |
| 营养和饮食 | 低脂饮食，戒烟限酒，肥胖者需要减肥，营养不良者要给予营养支持，控制每日进食总量，宜少食多餐，宜低盐饮食，每日食盐摄入不宜超过 5 g。宜清淡饮食，禁烟酒，忌浓茶、咖啡等刺激性食物 |
| 监测体重 | 每天同一时间、同一条件下测量并记录体重 |
| 康复指导 | 不建议完全卧床静养，建议康复专科就诊，遵循现有指南进行康复训练，注意劳逸结合。病情较重时，患者以卧床休息为主，心功能改善后，应适当下床活动，病情变化时要及早就诊 |
| 家庭成员 | 应对其进行心肺复苏训练 |
| 用药指导 | 详细讲解药物使用及相关注意事项，严格按医嘱服药，不得随便更换药物，以免发生不良后果 |
| 监测血压、心率 | 介绍血压、心率的测量方法，将血压、心率控制在合适范围，心衰患者如还伴随其他或多种心血管疾病、靶器官损伤等，更是要将血压控制到 130/80 mmHg 以下。对于无症状的左心室收缩，当血压不达标时，患者应优化血压控制，避免发展为有症状心衰 |
| 血脂异常 | 对冠心病患者或冠心病高危人群，推荐使用他汀类药物预防心衰。冠心病伴持续缺血表现的患者应尽早行血运重建治疗 |
| 随访安排 | 讲解随访时间安排及目的，根据病情制订随访计划，并根据随访结果及时给予相应的干预措施。关于随访安排，心衰住院患者出院后 2~3 个月内、失代偿期稳定后过渡阶段病情不稳定，需进行药物调整和监测，应适当增加随访频率为 2 周 1 次，病情稳定后改为 1~2 个月 1 次 |

续表

| 类型 | 描述 |
|---|---|
| 症状自我评估及处理 | 患者呼吸困难加重、活动耐量下降，静息心率增加≥15 次/分、水肿加重、体重增加（3 天内增加 2 kg 以上）时，应增加利尿剂剂量并及时就诊 |
| 心理和精神指导 | 建议保持积极乐观的心态，给予患者心理支持，必要时使用抗焦虑或抗抑郁药物 |

## 12. 如何预防心衰？（危险因素）

心衰的预防主要通过危险因素、无症状的左心室收缩功能障碍干预等健康教育方式来实施。心衰的危险因素有高血压、血脂异常、糖尿病等。研究发现，糖尿病是心衰的独立危险因素，糖尿病患者要控制好自己的血糖。控制肥胖、糖代谢异常，戒烟限酒，适量运动将有助于预防或延缓心衰的发生。可以对脑钠肽（BNP）定期筛查，通过筛查发现心衰早期或心衰的高危人群，并对他们的生活方式进行有效干预，此举也可以预防左心室功能障碍或新发心衰。

 ## 第三篇

## 糖尿病

## 1. 你真的了解糖尿病吗？

糖尿病是一种由多种原因引起的以血糖升高为特点的代谢性疾病，主要原因是胰岛素的减少，或身体对胰岛素反应的敏感性降低。

糖尿病可以分为以下几种类型：

① 1 型糖尿病。由于胰岛 β 细胞遭到损坏，胰岛素绝对缺乏引起血糖升高而导致。

② 2 型糖尿病。由于胰岛素分泌不足或胰岛素抵抗引起血糖升高而导致。

③ 妊娠糖尿病。妊娠期间发生不同程度的糖代谢异常。

④ 继发性糖尿病。由已知的原发病引起的慢性高血糖的状态。

根据 2019 年的数据显示，全球有将近 4.6 亿人患糖尿病，患病率约为 9.3%，预测到 2045 年，全球患病人数将突破 7 亿人，患病率也将大于 10%。我国在全球范围内属于糖尿病重灾区，患病人数正在不断上升。据统计，中国是世界上糖尿病人数增长最快的国家之一，全国约有 11% 的居民患有糖尿病。其中 2 型糖尿病患者占 90% 以上，1 型糖尿病患者占比不到 10%。

## 2. 糖尿病的易患人群有哪些？

（1）1 型糖尿病

由于 β 细胞受到破坏，胰岛素的绝对缺乏而导致体内的糖类、蛋白质、脂肪代谢紊乱，该类型必须使用胰岛素进行治疗。

现有数据显示，以下几类人群患 1 型糖尿病的风险较高：糖尿病家族史者、运动量不足者、饮食不规律者、易被病毒感染者。

（2）2 型糖尿病

多在 35~40 岁之间发病，患者体内产生的胰岛素并非完全失效，但是因其作用效果较差而出现胰岛素相对不足的情况，患者需要通过口服药物刺激胰岛素的分泌。易患人群有以下几类：肥胖者、食欲旺盛者、有高血压病史者、总胆固醇与甘油三酯高者。

（3）妊娠糖尿病

国际糖尿病联合会指出，全球妊娠妇女妊娠糖尿病发病率高达 14.2%。受妊娠糖尿病影响的活产婴儿数达到惊人的 2 140 万。在我国，有 Meta 分析指出，中国妊娠糖尿病的患病率达到 13.6%。研究表明，当孕妇存在以下情况的时候，妊娠糖尿病的发病风险会相对较高：年龄大于 35 岁；有糖尿病家族史；孕早期以及孕中期体重增长较快；空腹血糖、甘油三酯、白蛋白水平较高和胰岛素抵抗者。

（4）继发性糖尿病

由原发病的严重程度、并发症影响程度决定。与此同时，上述三类提及的人群也是继发性糖尿病的高风险人群。

## 3. 怎样让糖尿病远离我们？

糖尿病在全球范围内造成的经济损失与物资消耗、所增加的社会医疗负担不计其数。这让本不富裕的个人、家庭、地区及国家遭受巨大的压力。因此，采取及时有效的预防措施，是十分重要的。

首先，针对已经诊断出有一名患有 1 型糖尿病的成员的家庭，可以采用人类白细胞抗原（human leukocyte antigen，HLA）基因分型方法去识别高度易患的一级亲属。当然，此方法也有一定的限制条件，即一级亲属之间 HLA 必须相同，也就是要与 1 型糖尿病先证者共享两个亲本 HLA 单倍体或者一个亲本 HLA 单倍体。

其次，当家庭中有 2 型糖尿病家族史时，须将年龄在 40~65 岁的个体列为高危人群。对于该类人群，最主要的检测方法就是葡萄糖耐量试验，高危家庭成员可以遵循医生的指导，到正规医院进行规律的体检筛查。

对于成年人中的高危人群来说，应该尽早进行定期筛查，至少每年 3 次。此外，最为重要的是要注意饮食、运动、生活习惯方面的调整，尤其是对有高血压、高血脂的人来说，更加应该注重体重管理，加强体育锻炼，减少饱和脂肪酸的摄入。在特定情况下可以考虑减肥手术，常见的有胃束带术和胆胰分流术。

当然，针对社区人群还需要大力加强糖尿病的防治宣传、科普推广，并及时有效地提高居民对糖尿病的认知程度与自我防范意识，促进人们养成良好的生活习惯，形成较好的社区运动环境，帮助糖尿病易患者摆脱疾病的困扰。

## 4. 你了解糖尿病有哪些临床症状吗？

不同种类的糖尿病症状也不同，具体有以下几种情况。

（1）1 型糖尿病典型症状

1 型糖尿病一般起病急，有典型的三多一少表现——多饮、多尿、多食、体重减轻（图 11）；不少患者还会出现疲倦乏力、遗尿、食欲降低等症状；也会有酮症酸中毒等现象。同时还可能出现以下伴随症状：视物模糊、皮肤感觉麻木，女性还会出现外阴瘙痒。

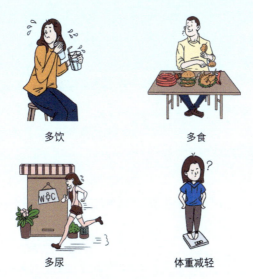

图11　1型糖尿病和典型症状

（2）2型糖尿病典型症状

2型糖尿病一般起病缓慢且隐匿，肥胖者会伴有高血压、冠心病和脂质代谢异常。同时还可能出现以下伴随症状：部分患者长期没有明显的症状，常在体检时或者其他疾病检查时发现血糖升高。

（3）妊娠糖尿病的症状

在妊娠期间会有轻度无症状血糖升高，分娩后血糖一般可以恢复正常。

（4）糖尿病并发症的症状

① 感染性疾病。糖尿病可以并发多种感染。女性中多见肾盂肾炎和膀胱炎，并且反复发作，严重者会有肾周脓肿、肾乳头坏

死。此外，皮肤化脓性感染也可能反复出现，更有甚者会出现脓毒血症。皮肤真菌感染例如足癣、体癣也是常见症状。由念珠菌感染所造成的阴道炎同样是女性常见的并发症。

②慢性并发症。糖尿病会累及全身各个重要的脏器，其症状在时间上可以同时或先后出现。糖尿病的主要并发症有微血管疾病、动脉硬化、中枢以及周围神经系统病变、糖尿病足等。有些患者正是因为并发症就医而发现糖尿病。糖尿病也是导致失明、截肢、肾功能衰弱的重要原因。此外，糖尿病可增加心血管疾病的风险，每年由于糖尿病引发心血管疾病而致残、致死的患者不在少数。

## 5. 怎样判断自己是否患有糖尿病？

根据 WHO 公布的糖尿病最新的诊断标准可知：

① 当出现糖尿病典型的症状时，随机的静脉血浆葡萄糖浓度≥11.1 mmol/L；或空腹血糖浓度≥7.0 mmol/L，口服葡萄糖耐量试验（OGTT）2 小时血糖浓度≥11.1 mmol/L。

② 如果没有症状，诊断不应基于单一的血糖测定，需要更为精确的血浆静脉测定。

③ 妊娠糖尿病的诊断标准不同，如果其空腹血糖在 5.6 mmol/L 以上或者 2 小时血浆葡萄糖水平在 7.8 mmol/L 以上，可诊断为妊娠糖尿病。

## 6. 你知道糖尿病治疗的"五驾马车"是什么吗？

糖尿病治疗的"五驾马车"分别是：饮食治疗、运动治疗、药物治疗、健康教育、血糖监测（图12）。

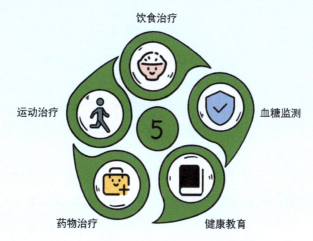

图12　糖尿病综合治疗中的五项重要措施

(1) 饮食治疗

饮食治疗的基本要求有以下几条。

首先，应严格控制热量。根据糖尿病患者的体重、每日活动量等多方面决定每日摄入的总能量，并且要依照每日不同的情况进行调整。

其次，合理膳食，均衡营养，牢记膳食金字塔。每日摄入的三大供能物质比例为：碳水化合物55%～65%、脂肪20%～25%、蛋白质10%～20%。一日三餐按照1/5、2/5、2/5的比例，多食瓜果蔬菜，细中有粗，增加可溶性纤维素。建议每日食用400 g蔬菜、100 g水果。

再次，要注意饮食清淡，限制钠盐的摄入。中国居民膳食指南（2022）推荐成人每日食盐摄入量小于6 g。

最后，要戒烟限酒，避免尼古丁等有害物质对身体的不良影响，每日摄入酒精量≤15 g，大致相当于白酒≤25 mL、啤酒≤

300 mL。

（2）运动治疗

我们之所以要控制体重，是因为超重会引起胰岛素抵抗。适当的运动能够提高肌肉利用糖的能力，从而降低血糖，减少对胰岛素的依赖，还可以缓解动脉壁增厚，进而防止动脉硬化以及高血压的发生。建议每周运动不少于5次，运动方式可以因人而异、因地制宜，如跑步、散步、做操、跳绳等都是较好的运动方式。

（3）药物治疗

促进胰岛素分泌的降糖药物应在早餐前服用；α-葡萄糖苷酶抑制剂、双胍类药物应在进餐的时候服用。要避免因服用降糖药物时剂量过大，或者食物中糖类不足、忘记进食而导致低血糖。

（4）健康教育

健康教育的方式有很多，比如举办专业讲座、社区活动、专家会诊等，将糖尿病的相关事宜尽可能地告诉居民，让他们在日常生活中可以更好地防范。同时，心理健康教育也不可缺少，因为糖尿病是终身性疾病，必须树立长期与疾病做斗争的意识，积极配合治疗，将血糖控制在正常的范围内，从而尽早避免并发症的发生。

（5）血糖监测

高危人群以及患者可以经常进行血糖的自我监测，如采用指尖测血糖、尿糖试纸测血糖、去正规医院体检等方式。

## 7. 怎样正确监测血糖以及注射胰岛素？

如果血糖十分稳定，那么每周测一到两次空腹和餐后指尖血糖即可。如果血糖不是非常稳定，那么就要随时监测。可以到正规医院进行体检，肝肾功能、尿蛋白、糖化血红蛋白都能够反映近期的血糖水平，并且半年复查一次，同时需要随时监测指尖血糖。如果在服药期间血糖较高，则每周都需要进行检查，再根据血糖的结果来调整服用的药物剂量。

注射胰岛素时需要根据不同的情况去选择不同的方式。一般而言，普通的患者采取皮下注射（图13）就能够很好地控制血糖的水平，通常注射的部位为腹部、大腿等。具体步骤如下：

① 保持双手卫生，准备好注射用品：75%医用酒精、医用棉签、胰岛素笔及针头；

② 将针头安装好，调节胰岛素的剂量，消毒，进针；

③ 确保注射在皮下，注射完成后，停留10秒，慢慢拔出针头，按压针眼30秒以上。

在血糖指标比较高的情况下，一般会出现并发症如酮症酸中毒等，此时应该选择静脉注射的方式来控制血糖的水平。

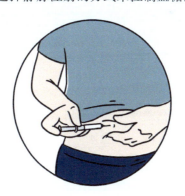

图13　皮下注射胰岛素

## 8. 怎样应对胰岛素的可能不良反应？

胰岛素在临床上主要作为降糖药物，可以增加肌体对葡萄糖的利用，抑制糖原的分解，减少糖异生进而降低血糖。但是，随着胰岛素的广泛使用，其不良反应也随之而来。轻微的会引起局部不适，严重的则会导致意识障碍甚至死亡。

① 低血糖反应。这是最常见的不良反应，其发生的原因有很多，例如，胰岛素的剂量过大、混合胰岛素的比例不当或预混制剂未充分混匀、注射后未正常进食、运动量过大等。通常遇到低血糖反应时患者会表现为交感神经过度兴奋、大脑功能受损、情绪异常。如果病情加重，则会出现神志不清、肌肉震颤，最后昏迷及惊厥。出现这种情况，要立即报告医生。症状轻者适度饮用糖水或者食用高碳水化合物食品即可恢复；重症患者需要静脉注射高浓度葡萄糖，再持续静脉滴注葡萄糖。昏迷者清醒后，要立即进食，也可同时使用部分糖皮质激素。

② 胰岛素水肿。胰岛素具有水钠潴留的作用，在体内注射胰岛素后，可能会使下肢轻度水肿。该症状危害较小，一般能自行缓解。必要时，应给予低盐饮食，限制水的摄入。

③ 屈光不正，视线模糊。当胰岛素发挥作用时，血糖迅速下降，从而导致晶状体以及玻璃体内渗透压下降，进而屈光度下降，视线模糊。但这属于暂时性变化，一般会自行恢复。

④ 胰岛素抵抗。这是指在没有发生酮症酸中毒的情况下，每日胰岛素需要量≥200 U，这主要是由于感染而造成体内存在的胰岛素抗体与胰岛素相结合。面对此种情况，只需要将胰岛素更换为不同动物种属的制剂即可缓解。

⑤ 局部反应。例如皮下脂肪萎缩或增生、红斑、皮下结节等。这时可以使用较高纯度的胰岛素，注意更换注射部位即可。

⑥ 皮肤感染。这通常是由于长期注射胰岛素，注射部位消毒不到位而造成的。因此，应经常更换针头，注意皮肤清洁。

⑦ 体重增加。这可能与水钠潴留的不良反应有关。体重的增加本身不利于血糖的降低，因此，要配合饮食，加强体育锻炼，保持身材。

## 9. 当血糖上下波动时应该怎么做？

正常人的血糖一般都会相对稳定，餐前餐后的差值不会大于 2 mmol/L，但是糖尿病患者的血糖调节能力不足，往往会造成血糖的不稳定。多项研究证明，血糖波动与糖尿病大血管并发症及微血管狭窄的发生密切相关。同时，饮食不规律、情绪不稳定、运动不到位等也是血糖波动的主要原因。一次性大量进食会造成高血糖，如果节食又会出现低血糖，进食含糖量高的食物，餐后血糖会升高；情绪高涨如愤怒、焦虑，也会促进糖原的分解，造成血糖上升；运动会消耗葡萄糖，但过度运动或运动时间过长，会造成低血糖。因此，在出现血糖波动较大的时候，要找出原因，对症下药。每餐增加摄入蛋白质的比重，例如多吃鸡蛋、鱼肉等，此类食物消化慢，血糖升高慢，少吃面条、米饭类食物，采取少食多餐的方法控制血糖。同时保持身心愉悦，减少情绪波动，适度运动，保持体重稳定。另外，1型糖尿病患者易出现血糖的波动，原因是胰岛功能的丧失。

## 10. 糖尿病患者日常生活中需要注意哪些事项？

糖尿病患者日常生活中需要注意的主要有两点：饮食与运动。

（1）饮食

饮食不能太咸，食盐量 6 g 每天，少吃固醇类含量高的食物，少吃煎炸食物及动物内脏等。平日烹调食物尽量使用植物性油脂或者采用清蒸、水煮、凉拌等方式。此外，每餐都要定时定量，不要随意增减食量。

多吃富含纤维素、钙元素、维生素 B6 和维生素 C 的食物。

辛辣食物容易加重肝燥热，尽量少吃；同样，酸性食物也要少吃，因为糖尿病患者体液本身呈酸性，可以多吃绿叶蔬菜，使体液呈弱碱性。远离烟酒，酒会直接干扰机体的能量代谢，尤其是在服用降糖药物时，饮酒可使血糖骤降而诱发低血糖。此外，酒精也会加速药物的代谢，缩短半衰期，影响药物效果。抽烟可以刺激肾上腺素的分泌从而使血糖升高，并且导致外周血管收缩诱发动脉硬化等疾病。

饮食治疗必须持之以恒，根据患者情况制订不同的方案。

（2）运动

第一，要坚持做有氧运动，运动量不宜过大，保持心率在运动的时候平稳，有高血压、心脏病的患者，注意在保证身体安全的情况下进行运动。

第二，尽量做全身性运动，比如打太极拳、慢跑、做操等。值得注意的是，平时的家务劳动仅仅是局部运动，不能代替全身性运动。

第三,要注意足部的安全,穿着有弹性的、鞋底稍厚的鞋,如运动鞋。足部或者其他部位受损要及时处理,不能等待自愈,否则严重情况下可能会导致溃疡甚至截肢。

第四,不要空腹运动,防止低血糖。

第五,运动时携带血糖仪、求助卡、糖类食物,方便及时自救。

## 11. 糖尿病的并发症有哪些?

糖尿病的并发症主要包括以下情况。

(1)感染

对于糖尿病患者而言,感染是十分容易出现的并发症,主要原因是患者机体内免疫功能受损,进而导致大量病原体入侵。其中细菌感染和真菌感染引起的膀胱炎、肾盂肾炎等最常见。出现该类感染时,最好对患者的血糖进行控制,确保其维持在正常的水平上;指导患者进行一定的运动,提高其免疫力;还可以合理地使用一些抗生素。

(2)急性并发症

临床上最多见的是酮症酸中毒和高血糖渗透性昏迷两种。酮症酸中毒是由于体内胰岛素严重缺乏,体内的糖、脂肪、蛋白质代谢紊乱导致的。渗透性昏迷属于较为严重的症状,一般会导致脱水、神经错乱。对于此类症状,要给予大量液体补充,促进血容量恢复。

(3)慢性并发症

临床上常见的是糖尿病肾病、视网膜病变以及糖尿病足。糖尿病肾病是导致肾衰竭的主要原因。视网膜病变是一种微血管病变，会导致成人失明。糖尿病足是最严重的并发症，重者可能会导致截肢，所以糖尿病患者每天要检查脚部，定期洗脚，避免赤足。

并发症受到年龄、体重、饮食习惯的影响，要对糖尿病患者进行有效的干预，确保患者血糖控制在正常水平范围内。

## 12. 你了解糖尿病足吗？

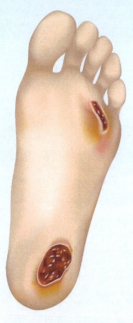

图14　糖尿病足

由于糖尿病患者的病情不受控制，患者机体通过各种复杂的代谢途径导致神经病变和外周动脉病变，由周围神经病变引起的感觉丧失、周围血管病变所致的缺血而造成的足部溃疡称为糖尿病足（图14）。

对于中高危患者，例如足部畸形或初步评估诊断为周围神经病变或外周动脉疾病的患者，要进行频繁的随访。无症状的外周动脉疾病患者可以在初级保健中进行随访，并按照外周动脉疾病指南进行管理。有老茧和变形脚指甲的患者要及时就医，以进行基本的指甲和皮肤护理，包括清除老茧，从而预防感染、坏疽、截肢或死亡。当然最重要的是对血糖的控制。早期良好的血糖控制可有效预防神经病变，但仍未有研究表明血糖控制可逆转神经病变。

患者可以尽量按照以下几点对脚部进行护理。

① 每天检查双脚，包括脚趾之间的区域。如果自己无法做

到，请让看护人代办。

② 每天用温水洗脚，小心擦干，尤其是脚趾间的部位。

③ 干性皮肤可以使用润滑油或乳霜，但不要在脚趾之间使用。

④ 勤剪指甲。

⑤ 对于鸡眼和老茧，不要使用化学剂或石膏去除，也不要尝试由患者自行切除，必须由训练有素的工作人员处理。

⑥ 穿鞋前一定要穿袜子，并在穿鞋前检查鞋内是否有异物。

⑦ 任何时候都不要赤脚走路。

⑧ 确保进行合格的医疗保健，定期检查脚部。

⑨ 如果脚部出现水泡、割伤、划伤或疼痛，应立即就医。

## 13. 你知道糖尿病也可以引起心脏疾病吗？

糖尿病性心脏病，是指糖尿病患者所并发或者是伴发的心脏病，当机体长期处于高血糖的状态下，多个系统、组织会发生病理性变化，患者动脉内皮细胞受损，使血管壁沉积脂质、多糖等物质，导致血管狭窄，影响微小血管。该病还包括冠心病、糖尿病心肌病、微血管病变等。这几种疾病通常同时存在，相互影响，产生恶性循环。此外，该类疾病发展迅速，危害性极大，严重者会危及生命。

实验室研究表明，糖尿病心肌病死者，一般没有冠状动脉硬化的表现，通常是左心室肥大伴小血管病变。一部分 2 型糖尿病患者有心力衰竭的表现，并且 2 型糖尿病患者中每年都会新增部分心力衰竭的病例。相关研究表明，心力衰竭的糖尿病患者的五年生存率仅为 12.5%，没有心力衰竭的患者则可以达到 80%。

糖尿病性心脏自主神经病变。临床上发现糖尿病性心脏病患者更容易猝死，这与自主神经有关，表现有心动过速、运动耐力降低、血压调节异常、体位性低血压等。遗憾的是，目前暂时没有用于自主神经病变的特异指标，还是需要通过综合性监测指标进行判断。

糖尿病性冠心病。由于患者本身血糖偏高，加上体重偏胖，同时也存在高血脂，这就促成了高氧化性，从而使得患者成为冠状动脉硬化的高危人群。该病的主要症状为心肌缺血症状，如心绞痛。不过有国外的研究表明，即使没有出现冠心病的典型症状，部分患者也存在冠状动脉疾病。

与非糖尿病性心脏病相比，糖尿病性心脏病往往还伴有高血压、高血脂、高胰岛素血症等，其病变范围更加广泛，程度更加严重。并且该病早期没有任何临床症状，诊断上很难鉴别。该病目前没有特效治疗手段，因此要严格控制血糖、血脂、血压。患者应做到合理膳食、少食多餐，戒烟戒酒，适度运动，定期到医院检查血压、心电图、心脏超声等。

## 14. 你知道什么是糖尿病肾病吗？

糖尿病肾病是糖尿病重要的并发症之一，其特点是糖尿病肾小球硬化，属于微血管慢性病变。其病因与发病机制尚不确定，可能包括代谢紊乱、高脂血症、肾小球血流动力学改变以及遗传等。

该病在早期唯一的表现是从间歇性的蛋白尿逐渐发展成为持续性的蛋白尿，中晚期有轻度水肿，部分患者肾功能正常，而另一部分则会出现肾功能衰竭，并逐渐恶化，最终导致尿毒症。

该病的具体诊断需要依据相关检查。例如激发试验：在早期，24 小时尿蛋白<150 mg，且呈现间歇性。此外，还需要检查

肾功能，查看肾功能病变情况等。

糖尿病患者需要预防感染，如果营养状况欠佳，免疫功能减退，就容易引发感染，向肾病发展。同时要注意控制血糖，并且降低血压，保持其水平稳定。饮食方面，糖尿病患者要做到主食粗细粮搭配，副食荤素搭配，限制脂肪、植物性蛋白、高嘌呤食物的摄入，减少食盐量，控制水分，限制尿量在300 mL。日常摄入的食品应富含粗纤维，如蔬菜、玉米等。肾功能不全时，蛋白质限量保质，尽量选择优质蛋白。不要吃动物内脏如肝、肾、心、鱼卵等，以免体内尿酸代谢过多，从而加重肾脏负担。

## 15. 糖尿病有致残风险吗？

糖尿病是一种可以致残，甚至致死的终身性疾病。可怕的是，很多患者并没有充分认识到糖尿病的风险，不了解糖尿病的防治知识以及相关的并发症。这类人群主要为2型糖尿病患者，由于早期症状轻微，没有及时到医院就诊，直到出现严重的症状才去就医，从而导致终身残疾。

以下列举的糖尿病并发症是致残的主要原因。

① 糖尿病神经病变。

该症状主要是足部感觉神经病变，在足部受到例如烫伤、烧伤、磨破等损害时感觉不到任何痛苦，不及时发现并就医可能会导致足坏疽甚至下肢截肢。

② 糖尿病视网膜病变。

该病变属于微血管病变，是不少发达国家成年人失明的主要原因。我国将近1/5的糖尿病患者有不同程度的视网膜病变，并在5~15年中逐渐由视物模糊发展到视力损伤，最终失明。

③ 糖尿病肾病：该病是 1 型糖尿病患者主要的致死原因。调查显示，患有此病者约在 20 年后会发展成为终末期肾病，再往后则需要进一步血液透析乃至肾移植。

④ 糖尿病性肢端坏疽。

该类型疾病可发生于下肢，特别是足部，成为"糖尿病足"。此类疾病极易导致下肢截肢，是糖尿病致残的主要原因之一。

⑤ 糖尿病性脑卒中。糖尿病患者患心脑血管疾病的风险是普通人的 2~4 倍，其中糖尿病引发脑卒中的危险是一般人的 10 倍。

以上这些症状严重地影响患者的生命质量，所以大家一定要重视糖尿病的防治，保护自己的身心健康。

## 16. 糖尿病患者为什么会经常出现低血糖？

糖尿病患者平时要多关注自己的血糖水平，血糖过高或者过低都会影响正常的生活。而造成糖尿病患者低血糖（图 15）的主要原因包括药物使用不当、进食不足、运动不当等。

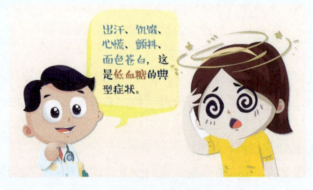

图 15　低血糖

① 药物使用不当。最为常见的是胰岛素的使用不当。由于胰岛素的种类繁多、注射时间不一、搭配方式不同、疗效不等,如果患者自行变更,就很容易引起低血糖,因此服用药物一定要在医师的指导下进行。此外,降糖药物如磺脲类药物和格列奈类药物也会促进胰岛素的分泌,如果使用不当,同样会引起严重的低血糖。

② 进食不足。低血糖也有可能是进食不足引起的。患者由于食欲不佳,导致进食减少;或者因为其他原因耽误用餐,也会导致低血糖的发生。

③ 运动不当。在日常生活中,进行适度的体育锻炼可以有效地促进机体的代谢能力,提高患者的免疫力,减轻糖尿病带来的困扰。但是如果运动量过大或者运动不规律,则会使葡萄糖消耗增多,使糖尿病患者出现低血糖的现象。

所以患者要尽量保持自己血糖的稳定,如果出现饥饿感、颤抖,则很可能出现了低血糖。当血糖≤3.9 mmol/L,应立即进食15~20 g葡萄糖,等待一刻钟再次监测血糖。如果还没有恢复,请及时就医。日常生活中应实时关注血糖情况,保持良好的生活状态,有规律地进食、运动,合理服药。

## 17. 你知道什么是糖尿病的"黎明现象"吗?

早在20世纪,相关研究者就提出"黎明现象"的概念,它是指患者在夜间血糖正常,而在清晨空腹血糖升高或者为了维持空腹血糖,所需的胰岛素量增加的现象。该现象的发生率高达52%~70%。

该现象产生的原因在于肝糖原在清晨的分解以及糖异生的存

在，而胰岛素不足以抑制血糖的上升。研究表明，对于非糖尿病人群，血糖和血浆胰岛素水平在夜间是保持稳定的，黎明前胰岛素分泌少量增加，这有助于抑制肝葡萄糖的产生。因此，没有糖尿病的人群不会出现"黎明现象"，因为他们可以分泌正常量的胰岛素来预防血糖升高。此外，外源性胰岛素活性经常在清晨开始减弱，因此没有足够的抵抗力来预防血糖上升。由于无法分泌代偿性胰岛素，2型糖尿病患者更容易受到血糖失调的影响。

诊断"黎明现象"最有效的方法是连续监测血糖，同时还能查明夜间是否存在低血糖的现象。当检测到黎明现象的存在时，应考虑对患者进行更早和更积极的血糖控制，这关键在于最大限度地减少高血糖，从而预防后遗症。到目前为止，临床大多依然选择胰岛素来治疗。当然，选择胰岛素方案时必须针对不同患者，做到方案个体化。研究表明，在选择胰岛素类型和给药机制时必须考虑黎明现象的存在；同时，相关实验表明，与长效胰岛素制剂相比，连续输注胰岛素可以更好地控制血糖。

此外，还要与患者进行沟通，使其在疾病的各个方面接受广泛的教育，重点是饮食和药物管理，以及锻炼的重要性和对疾病潜在后果的认识。让患者利用饮食干预来尽量减少"黎明现象"的发生，包括增加晚餐的蛋白质与碳水化合物的比例，并鼓励患者定时吃早餐，晚上增加体力活动等。

## 18. 你知道糖尿病眼病是什么情况吗？

糖尿病眼病是常见的糖尿病慢性并发症中的一类。该病主要病因是血糖长期紊乱，造成眼底神经、血管、晶状体、玻璃体的损伤。近几年，由糖尿病引发的眼病数量不断增长，造成大量患者视力下降,乃至失明。糖尿病眼病主要有以下几种。

① 糖尿病视网膜病变。该类型是最常见的眼部并发症,也是导致患者失明的罪魁祸首。1 型糖尿病患者患视网膜病变的概率几乎为 100%,而 2 型糖尿病患者患视网膜病变的概率也达到60%。在早期,患者的视力并不受影响,但随着时间的推移,病情有所发展,可出现眼前浮现黑影、闪光感、视力减弱等症状,最后,由于眼底病变,造成失明。

② 糖尿病性白内障。该类型有两种情况,一是真性,二是假性。前者多发生于 30 岁左右的年轻群体,两只眼睛可同时发病,且病情发展迅速,情况相对严重,但如果能够及时控制血糖,则可以逆转,甚至可以治愈;后者则多发生于 45 岁以上的群体,病程进展相对较缓慢。

③ 继发性青光眼。该类型主要继发于糖尿病视网膜病变的中晚期,由于患者眼内压上升迅速,导致疼痛剧烈,视力急剧下降,药物治疗多难以起效。

④ 波动性屈光不正。患者常感到视物模糊,但大多是短暂性的症状,这与血糖的波动有关,多半在血糖控制稳定后可以好转。

⑤ 糖尿病性眼肌麻痹。由于患者动眼神经受到损伤,导致上眼睑下垂、眼球活动受限等。

糖尿病眼病重在预防,应积极治疗原发病,控制好血压、血糖,定期进行眼科检查。

# 19. 你知道什么是糖化血红蛋白吗?

糖化血红蛋白是糖蛋白中的一种,正常情况下占总血红蛋白的 6%~8%，血糖越高，糖化血红蛋白的百分比就越高，因此，糖尿病患者的糖化血红蛋白是正常人的 2~3 倍。当患者的血糖有所稳定或者被及时控制时，糖化血红蛋白仍然会升高，故在用于评价糖尿病治疗的时候，测量糖化血红蛋白只能反映过去 2~3 个月的血糖情况，不能反映近期水平。

（1）糖化血红蛋白与血糖的区别

血糖指的是从摄取的食物中分解而来的单糖，它能反映即刻的血糖情况，而糖化血红蛋白是近期水平。多数人认为空腹血糖以及餐后 2 小时血糖水平是糖尿病诊断的金标准，但其实衡量糖尿病控制情况的是糖化血红蛋白。空腹血糖以及餐后血糖是某一具体时间的血糖情况，受到当时进食、代谢的影响，波动较大，而糖化血红蛋白则相对稳定。

（2）糖化血红蛋白的特点

① 反映 2~3 个月内的血糖控制情况。

② 逐渐生成，波动小，短暂的血糖升高与降低对其不造成影响。

③ 一旦生成，不易分解。

④ 不受血红蛋白的影响。

（3）糖化血红蛋白的临床意义

① 反映糖尿病患者血糖总体控制情况的指标。

② 有助于对并发症的认识。

③ 有助于指导调整血糖。

④ 可以用来判断糖尿病的不同阶段。

⑤ 可以用来区别应激性血糖升高与妊娠糖尿病。

（4）糖化血红蛋白的标准

① 正常：4%~6%。

② 控制比较理想：6%~7%。
③ 控制一般：7%~8%。
④ 控制不理想：8%~9%。
⑤ 控制很差：>9%。

总之，对糖化血红蛋白的监测是十分重要的，临床工作不仅仅要关注血糖，而且要结合糖化血红蛋白的情况，预防并发症的出现。

## 20. 你了解糖尿病心理痛苦是什么吗？

糖尿病心理痛苦是糖尿病患者特有的，对患有糖尿病的状态以及生活的方方面面，如病情的诊断、并发症的威胁、治疗支持不足、情感负担等所产生的一系列负面情绪反应。它极大程度地影响着患者的自我血糖管理与生活质量等。

相关研究表明，糖尿病心理痛苦的发生率在18%~45%之间，会在不同程度上影响着患者对治疗的依从性及自我行为的管理。一直以来，国际糖尿病联盟均强调，医护人员要加强对糖尿病患者心理问题的重视程度，但患者的焦虑、抑郁、心理痛苦仍然常被忽视，这间接反映了医护人员对糖尿病心理痛苦的认知仍不够理想。

越来越多的研究表明，年轻的患者更加容易产生心理痛苦。其背后的原因可能是糖尿病发病年龄的年轻化趋势，因为该年龄段的年轻人需要投入大量时间到工作中，对治疗的要求相对较高，而医院方又无法及时满足治疗需求，从而造成患者心理上的负担。此外，有研究指出，血糖控制差的人群心理痛苦水平明显高于控制好的人群，并且心理痛苦严重的患者多合并有神经视网膜病变、糖尿病足等并发症。

综上所述，我国糖尿病患者大多存在糖尿病心理痛苦，但普遍未被重视。住院期间，医护人员应该不断对患者进行评估和针对性的健康教育，让患者对疾病逐渐形成正确的认知，将消极的情绪转变为积极的态度，努力提高患者的自我管理能力。

## 21. 喝酒可以降低血糖，那为什么糖尿病患者又要戒酒呢？

临床上发现，糖尿病患者饮酒确实会降低血糖。其中的原理是人在喝酒的时候一般是空腹，通常会配合一些下酒菜饮用，并且不会摄入大量淀粉类食物，此时机体就缺乏足够的葡萄糖，需要通过肝糖原分解输出葡萄糖，但大量饮酒会抑制糖原分解，让肝脏首先进行对酒精的清除，使乳酸转变为丙酮酸的反应受到抑制，糖异生作用减弱，导致血糖的下降。

但值得注意的是，通过饮酒降低血糖并不是一种治疗手段。此外，糖尿病患者酗酒还会引起以下症状：

① 低血糖。空腹饮酒容易导致低血糖，酒精抑制糖异生以及肝糖原分解，使血糖调节的机制紊乱。

② 打乱正常的饮食、用药。酒精本身是高热量的食物，长期大量饮酒，摄入的能量大大超过机体的需要，不利于血糖的控制。每克酒精大约生产 7 千卡的能量，并且当摄入其他营养素极少时，会引起患者营养不良。

③ 脂质代谢紊乱，导致脂肪肝。饮酒会导致血脂升高，加速肝脏脂肪堆积。

④ 损害胰腺。

⑤ 引发机体高尿酸。

⑥ 引发酮症酸中毒。

所以当患者有以下情况时一定要戒酒：血糖控制不好，波动大；时常发生低血糖；伴有脂肪肝或肝功能异常；高血脂；高尿酸。

但考虑到中国现代的社交礼仪，喝酒有时很难避免。因此，饮酒者还要注意一些事项：

① 严格控制饮用量。以 1 个酒精单位为限（含 15 g 纯酒精的酒量为 1 个酒精单位，大约相当于 350 ml 啤酒），每周不宜超过两次。

② 避免空腹饮酒。

③ 酒精度数要低。

④ 随时监测血压。

## 第四篇

# 呼吸系统疾病

# 一、支气管哮喘

## 1. 什么是哮喘?

支气管哮喘(以下简称"哮喘")是由多种细胞以及细胞组分参与的慢性气道炎症性疾病,临床表现为反复发作的喘息、气急,伴或不伴胸闷、咳嗽等症状,同时伴有气道高反应性和可变的气流受限,随着病程延长可导致气道结构改变,即气道重塑。哮喘表现类型复杂多样,目前没有统一且明确的分型。根据临床表现典型与否,哮喘可简单分为:

① 典型哮喘。此类型较为常见,具有哮喘典型的临床症状和体征,其中过敏性哮喘占成人哮喘的50%以上,在儿童哮喘中更高达80%以上。

② 不典型哮喘。此类型多数情况下仅表现为反复咳嗽、胸闷或其他呼吸道症状,主要包括咳嗽变异性哮喘、胸闷变异性哮喘和隐匿性哮喘等特殊类型。

根据2015年全球疾病负担研究[Global Burden of Disease (GBD) Study]结果,采用标准哮喘问卷(哮喘定义为受调查者自报曾被医生诊断为哮喘,或调查前12个月有喘息症状)进行的流行病学调查结果显示,全球哮喘患者达3.58亿,患病率较1990年增加了12.6%。亚洲的成人哮喘患病率为0.7%~11.9%(平均不超过5%),近年来,哮喘平均患病率也呈上升趋势。2012—2015年,中国的10个省市开展了"中国肺健康研究",该调查结果显示,我国20岁及以上人群的哮喘患病率为4.2%,其中 26.2% 的哮喘患者已经存在气流受限（吸入支气管舒张剂后 $FEV_1/FVC<70\%$）。

哮喘是一种常见的慢性呼吸道疾病，其可防、可治、可控。临床研究结果表明，对哮喘进行规范化诊断和治疗，特别是实施有效的管理，对于提高哮喘的控制水平、改善患者生活质量具有重要作用。

## 2. 为什么会患哮喘？

哮喘发病原因复杂，目前认为是遗传因素和环境因素相互作用的结果，具体如下：

① 哮喘具有遗传倾向，发病具有家族聚集性，其中过敏性哮喘的遗传倾向最为明显，并与其他过敏性疾病相关或共存。

② 环境因素，常与接触变应原、运动、精神紧张、焦虑、过劳、烟草、厨房油烟、空气污染和刺激性食物等有关。

## 3. 生活中诱发哮喘的因素有哪些？

生活中常见的哮喘诱发因素见表 8。

表 8　生活中常见的哮喘诱发因素

| 生活中常见的哮喘诱发因素 | 变应原或相关触发因素 |
| --- | --- |
| 急性上呼吸道感染 | 病毒、细菌、支原体等 |
| 室内变应原 | 尘螨、家养宠物、霉菌、蟑螂等 |
| 室外变应原 | 花粉、草粉等 |
| 职业性因素 | 面粉加工、动物饲养、大棚种植及塑料/纤维/橡胶制造、油漆、印染等行业 |

续表

| 生活中常见的哮喘诱发因素 | 变应原或相关触发因素 |
|---|---|
| 食物 | 鱼、虾、蛋类、牛奶等 |
| 药物 | 阿司匹林、抗生素等 |
| 非变应原因素 | 寒冷、运动、精神紧张、焦虑、过劳、烟草、厨房油烟、空气污染、刺激性食物等 |

## 4. 应该怎样预防哮喘？

确定并减少危险因素的暴露，规范评估、治疗和监测哮喘，及时处理哮喘急性发作以及做好特殊情况的哮喘管理是预防哮喘的主要措施。按照疾病预防理念，哮喘的三级预防措施如下：

① 第一级预防措施：改善环境，消除诱发哮喘的各种因素。即使是具有过敏体质的人，一旦远离过敏原也会减少哮喘症状的发作。因此，消除各种诱发因素是非常重要的。

② 第二级预防措施：早期诊断，及时治疗，防止病情的发展。一旦哮喘长期发作或迁延发作使病情呈进行性发展，会导致支气管平滑肌肌层肥厚、气道上皮细胞纤维化和基底膜增厚，致使气道重构，进而造成不可逆转的器质性病理改变。

③ 第三级预防措施：积极治疗，防止病情恶化，减少并发症的发生。部分哮喘病人随着病情的进行性发展，会并发肺气肿、肺心病。

## 5. 哮喘发作时有什么表现？

典型的哮喘表现为反复发作性喘息、气急，伴或不伴胸闷、咳嗽；不典型哮喘表现为反复咳嗽、胸闷或其他呼吸道症状。

发作时双肺可闻及散在或弥漫性哮鸣音,呼气相延长。

上述症状和体征可经治疗缓解或自行缓解。

## 6. 哮喘的诊断标准有哪些?

符合哮喘发作的症状和体征,同时具备以下检查中的任一条,并由排除其他疾病所引起的喘息、气促、胸闷及咳嗽,可以诊断为哮喘(图16)。

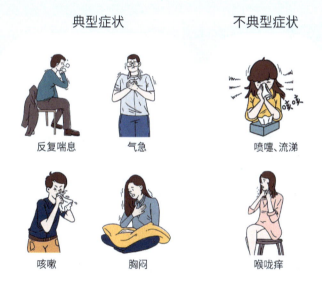

图16 哮喘的症状

① 支气管舒张试验阳性[吸入支气管舒张剂后,第1秒用力呼气容积($FEV_1$)增加>12%,且 $FEV_1$ 绝对值增加>200 mL];或抗感染治疗4周后与基线值比较 $FEV_1$ 增加>12%,且 $FEV_1$ 绝对值增加>200 mL(除呼吸道感染外)。

② 支气管激发试验阳性。一般应用吸入激发剂为乙酰甲胆碱或组胺，通常以吸入激发剂后 $FEV_1$ 下降≥20%判断结果为阳性，提示存在气道高反应性。

③ 最大呼气流量（peak expiratory flow，PEF）。平均每日昼夜变异率（至少连续 7 天每日 PEF 昼夜变异率之和/总天数 7）>10%，或 PEF 周变异率｛（2 周内最高 PEF 值-最低 PEF 值）/[（2 周内最高 PEF 值+最低 PEF 值）×1/2］×100%｝>20%。

哮喘的治疗原则主要包括：

① 长期性。哮喘不能彻底治愈，治疗以控制病情发展为主，尽量减少患者急性发作的概率，这是一个长期的过程。

② 规范化。一旦患有哮喘，应该及时到正规的医院，特别是呼吸专科门诊、哮喘专病门诊，力求得到的是正确、适当的治疗，不要迷信所谓的"偏方""秘方"。

③ 个体化。对药物剂量合理调整以及根据不同患者制订不同使用方式也是哮喘治疗很重要的一部分。

## 7. 治疗哮喘的药物有哪些，为何要长期治疗？

如果支气管哮喘发作比较频繁，每年发作三四次，就需要长期使用药物。可长期规律性吸入糖皮质激素，改善气道的炎症，减少哮喘的急性发作。哮喘的治疗一定要长期规律地用药，因为哮喘患者的气道具有慢性非特异性的炎症反应。哮喘患者需要长期吸入药物进行治疗，而不是需要长期服药。治疗哮喘的药物主要分为三类：

① 控制类药物。即需要每天使用并长时间维持的药物，主要通过其抗炎作用使哮喘患者维持在临床控制状态，包括吸入性糖

皮质激素、全身性激素、白三烯调节剂、长效 $\beta_2$ 受体激动剂、缓释茶碱、甲磺司特、色甘酸钠等。

② 缓解类药物，又称急救药物。这些药物在有症状时按需使用，通过迅速解除支气管痉挛从而缓解哮喘症状，包括速效吸入和短效口服 $\beta_2$ 受体激动剂、吸入性抗胆碱能药物、短效茶碱和全身性激素等。

③ 重度哮喘的附加治疗药物。主要为生物靶向药物，如抗 IgE 单克隆抗体、抗 IL-5 单克隆抗体、抗 IL-5 受体单克隆抗体和抗 IL-4 受体单克隆抗体等，其他还有大环内酯类药物等。

哮喘患者长期的治疗方案见表 9。

表 9　哮喘患者长期（阶梯式）治疗方案

| 药物 | 1 级 | 2 级 | 3 级 | 4 级 | 5 级 |
| --- | --- | --- | --- | --- | --- |
| 推荐选择控制药物 | 按需使用 ICS-福莫特罗 | 低剂量 ICS 或按需使用 ICS+福莫特罗 | 低剂量 ICS+LABA | 中剂量 ICS+LABA | 参考临床表现加抗 IgE 单克隆抗体、加抗 IL-5、加抗 IL-5 受体、加抗 IL-4 受体单克隆抗体 |
| 其他选择控制药物 | 按需使用 SABA 时即联合低剂量 ICS | LTRA 低剂量茶碱 | 中剂量 ICS 或低剂量 ICS 加 LTRA 或加茶碱 | 高剂量 ICS 加 LAMA 或加 LTRA 或加茶碱 | 高剂量 ICS+LABA 加其他治疗，如加 LAMA，或加茶碱或加低剂量口服激素（注意不良反应） |
| 首选缓解药物 | 按需使用低剂量 ICS+福莫特罗，处方维持和缓解治疗的患者按需使用低剂量 ICS+福莫特罗 | | | | |
| 其他可选缓解药物 | 按需使用 SABA | | | | |

注：ICS——吸入性糖皮质激素；LABA——长效 $\beta_2$ 受体激动剂；SABA——短效 $\beta_2$ 受体激动剂；LTRA——白三烯受体拮抗剂；LAMA——长效抗胆碱能药物。

## 8. 怎样正确使用吸入剂？

糖皮质激素是最有效控制哮喘气道炎症的药物。哮喘慢性持续期主要通过吸入和口服途径给药，吸入为首选途径。掌握正确的吸入方式对哮喘患者控制哮喘发作非常重要。

以气雾剂吸入为例，正确的操作方法为（图17）：

① 摘下盖子，摇晃吸入器，将药液摇匀同时确认瓶中是否还有药液；

② 尽量呼气；

③ 将喷嘴置于齿间，用双唇包住喷嘴；

④ 用力按下药瓶，用力且深长地吸入；

⑤ 再将吸嘴从口部移开，继续屏气10秒钟；

⑥ 正常呼吸。

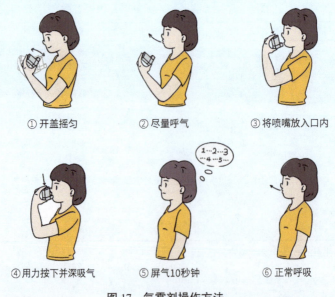

图17　气雾剂操作方法

成人和12岁及以上青少年临床上常用的吸入性糖皮质激素每日用量见表10。

表10　成人和青少年（12岁及以上）临床上常用的吸入性糖皮质激素每日低、中、高剂量

| 药物 | 每日剂量/μg | | |
|---|---|---|---|
| | 低剂量 | 中剂量 | 高剂量 |
| 二丙酸倍氯米松（pMDI，标准颗粒，HFA） | 200~500 | >500~1 000 | >1 000 |
| 二丙酸倍氯米松（pMDI，超细颗粒，HFA） | 100~200 | >200~400 | >400 |
| 布地奈德（DPI） | 200~400 | >400~800 | >800 |
| 环索奈德（pMDI，超细颗粒，HFA） | 80~160 | >160~320 | >320 |
| 丙酸氟替卡松（DPI） | 100~250 | >250~500 | >500 |
| 丙酸氟替卡松（pMDI，标准颗粒，HFA） | 100~250 | >250~500 | >500 |
| 糠酸莫米松（DPI） | 200 | 400 | |
| 糠酸莫米松（pMDI，标准颗粒，HFA） | 200~400 | >400 | |
| 糠酸氟替卡松（DPI） | 100 | 200 | |

注：pMDI——定量气雾吸入剂；HFA——氢氟烷烃抛射剂；DPI——干粉吸入剂。

## 9. 哮喘患者日常生活中应注意哪些事项？

哮喘患者日常生活中应注意以下几点：

① 控制诱发因素是防治支气管哮喘的关键。首先要进行过敏原筛查，明确具体过敏原，尽量避免与过敏原的接触（图18）。

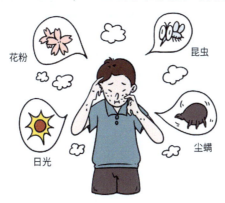

图18　警惕身边的过敏原

② 要加强营养，适度锻炼，增强体质，预防感染。

③ 患者家属要加强对患者的心理护理和健康教育，了解该病的相关知识，共同支持和理解患者，帮助其克服疾病。

哮喘控制测试（ACT）问卷表（表11）是评估哮喘患者控制水平的问卷，患者可以自己使用 ACT 对自己的哮喘控制水平进行打分，如控制不佳则及时就医。

表 11　哮喘控制测试（ACT）问卷及其评分标准

| 问题 | 1 | 2 | 3 | 4 | 5 | 得分 |
|---|---|---|---|---|---|---|
| 在过去4周内，在工作、学习或家中，有多少时候哮喘妨碍您进行日常活动？ | 所有时间 | 大多数时间 | 有些时候 | 极少时候 | 没有 | |
| 在过去4周内，您有多少次呼吸困难？ | 每天不止1次 | 每天1次 | 每周3~6次 | 每周1~2次 | 完全没有 | |
| 在过去4周内，因为哮喘症状（喘息、咳嗽、呼吸困难、胸闷或疼痛），您有多少次在夜间醒来或早上比平时早醒？ | 每周4个晚上或更多 | 每周2~3个晚上 | 每周1次 | 1~2次 | 没有 | |
| 过去4周内，您有多少次使用急救药物治疗（如沙丁胺醇）？ | 每天3次以上 | 每天1~2次 | 每周2~3次 | 每周1次或更少 | 没有 | |
| 您如何评估过去4周内您的哮喘控制情况？ | 没有控制 | 控制很差 | 有所控制 | 控制良好 | 完全控制 | |

注：进行评分时，第一步，记录每个问题的得分；第二步，将每一题的分数相加得出总分；第三步，根据总分判断哮喘控制情况。评分 20~25 分代表哮喘控制良好，16~19 分代表哮喘控制不佳，5~15 分代表哮喘控制得很差。

日常生活中要学会观察，如发现哮喘患者有呼吸、神色和意识异常，应及时带其到医院就诊。即使是经过自我处理后症状得到缓解的患者也建议到医院就诊，评估哮喘控制状况和查询发作原因，调整控制药物的使用，预防哮喘再次发作。

## 10. 哮喘患者在日常饮食中应该注意什么？

日常生活中，为了防止哮喘的发作，哮喘患者在饮食方面应注意以下几点。

① 饮食尽可能以清淡的食物为主。如果明确知道是会导致过敏的食物，则坚决不能食用。

② 多补充维生素 C，可以多食用富含维生素 C 的蔬菜和水果，它们能够帮助哮喘患者增强身体抵抗力。

③ 少食或不食刺激性强的食物，除此之外，哮喘患者应减少食用过热、过冷、过咸、过甜的食物（图19）。同时还要适当多饮水，禁烟禁酒，以保证自身的健康状态。

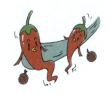
**刺激性食物**
辣椒、花椒、芥末、咖喱粉、咖啡

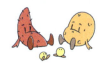
**产气食物**
地瓜、土豆、韭菜、黄豆、面食

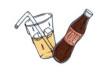
**冷饮及碳酸饮料**
香精、色素等成分对人体有害无利，二氧化碳对肺也不利

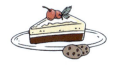
**过甜及过咸食物**
生痰热，诱发哮喘，饮食应清淡

图19 哮喘患者须避免的四类食物

④ 妊娠期妇女在妊娠早期补充适量维生素 D 可减少哮喘高危后代发生儿童期哮喘、发作性喘息的概率，而妊娠期饮食中富含叶酸并同时服用推荐水平及以上剂量的叶酸补充剂则会轻度提高后代儿童期哮喘的发生风险。

## 二、慢性阻塞性肺疾病

### 1. 什么是慢性阻塞性肺疾病？

慢性阻塞性肺疾病（以下简称"慢阻肺"）是一种常见的、可预防和治疗的慢性气道疾病，以持续性气流受限和相应呼吸系统症状为主要临床特征、气道和/或肺泡异常为主要病理学改变的慢性呼吸系统疾病。慢阻肺分为以下两个阶段。

① 急性加重期。该阶段患者呼吸道症状加重，超过日常变异水平，需要改变治疗方案。表现为咳嗽、咳痰、气短和/或喘息加重，痰量增多，呈现脓性或黏液脓性痰，可伴有发热等。

② 稳定期。该阶段咳嗽、咳痰和气短等症状稳定或症状轻微，病情基本恢复到急性加重前的状态。

慢阻肺被称为不动声色的"隐形杀手"。因为慢阻肺从形成到发病，一般要经过 5～10 年才出现明显的症状，这期间病情很可能"不动声色"，而等 5 年、10 年之后，病情常常发展成比较严重的情况，极大地影响患者的生命质量。我国慢阻肺发病仍然呈现较高的态势，2018 年中国成人肺部健康研究结果显示，我国 20 岁及以上人群慢阻肺患病率为 8.6%，40 岁以上成人患病率高达 13.7%，估计我国患者人数高达近 1 亿人。WHO 关于病死率和死因的最新预测数字显示，随着发展中国家吸烟率的升高和高收入国家人口老龄化加剧，慢阻肺的患病率在未来 40 年将继续上升，预测至 2060 年死于慢阻肺及其相关疾病的患者数将超过每年 540 万人。

## 2. 哪些因素容易导致慢阻肺（图20）？

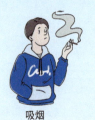
吸烟

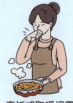
烹饪或取暖烟雾

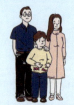
遗传或先天发育异常

职业暴露

反复下呼吸道感染

幼年呼吸道感染

图20 慢阻肺危险因素

慢阻肺是由个体易感和环境因素共同作用的结果，所以慢阻肺的危险因素一般概括如下。

（1）个体因素

① 家族史。慢阻肺有遗传易感性，有慢阻肺家族史者更容易患慢阻肺。

② 年龄和性别。慢阻肺患病率随着年龄的增加而升高，所以年龄越大，患慢阻肺的风险越高。男女性别之间的慢阻肺患病率未发现显著区别，但是有研究报道，女性对烟草、烟雾的危害更敏感。

③ 肺生长发育不良。妊娠、出生和青少年时期直接和间接接触有害因素会影响肺的发育，肺发育不良是慢阻肺的危险因素

之一。

④哮喘和气道高反应性。哮喘不仅可以和慢阻肺同时存在，也是慢阻肺的危险因素，气道高反应性也参与慢阻肺的发病过程。

⑤低 BMI。研究结果显示，BMI 越低，慢阻肺的患病率越高，同时吸烟叠加低 BMI 对慢阻肺影响更大。

（2）环境因素

①吸烟。吸烟是慢阻肺最重要的环境致病因素。与非吸烟者相比，吸烟者的肺功能异常率较高，死亡风险增加。被动吸烟也可能出现呼吸道症状及慢阻肺的发生。孕妇吸烟可能会影响子宫内胎儿的肺脏发育，并对胎儿的免疫系统功能有一定影响。

②燃料烟雾。不吸烟女性发生慢阻肺的重要原因可能是燃料燃烧时产生的大量烟雾。有研究表明，燃料所产生的室内空气污染可以和吸烟相互作用从而导致肺部损伤。

③空气污染。空气污染物中的颗粒物质（PM）、二氧化硫、二氧化氮、臭氧和一氧化碳等对支气管黏膜有刺激和细胞毒性作用。

④职业性粉尘。当接触的职业性粉尘，例如二氧化硅、煤尘、棉尘和蔗尘等有害物质的浓度过大或接触时间过久时，可以导致慢阻肺的发生。

⑤感染和慢性支气管炎。呼吸道感染是慢阻肺发生或病情加剧的重要因素，病毒和/或细菌感染是慢阻肺急性加重的常见原因。

⑥社会经济地位。有研究表明，慢阻肺的发病与患者的社会经济地位相关，可能是社会经济地位与所处室内外空气污染程度、营养状况等存在一定的内在联系。

慢性病——健康领域的持久战

慢阻肺患病率的增加可能存在多种因素，只有通过针对特定因素的干预研究，才能判断其因果关系。大家应该做好自己健康的第一责任人，避免接触或有效控制慢阻肺的危险因素，从源头上对慢阻肺进行预防和控制。

## 3. 哪些人群容易患慢阻肺？

哪些人群容易患慢阻肺呢？我们先来看看以下几个案例。

案例一："饭后一根烟，快活似神仙"是老烟民老刘经常挂在嘴边的一句话，然而有着30多年烟龄的老刘长期咳嗽、气喘。

案例二：60岁的张阿姨给家人做饭40年了，每次做饭都会被油烟呛得咳嗽、流泪，长年累月如此，张阿姨早就习惯了。

案例三：老王种了一辈子的地，每年小麦收割后他就会把地里的秸秆燃烧掉，然后将燃烧后的灰烬作为肥料，但是秸秆燃烧产生的大量浓烟，每次都会呛得老王不停地咳嗽。

案例四：李家两兄弟在外打工，李大哥在煤矿工作，矿洞里充满了粉尘等有害颗粒，让人难以呼吸；李二哥是个油漆工人，常常埋怨每次工作都被油漆熏得受不了，闻了刺鼻的油漆味就头晕、咳嗽。

以上案例中的人群都是慢阻肺的易感人群，他们常常伴随着咳嗽、咳痰、呼吸困难等症状。总结起来，符合以下1个及以上特征的人群均属于慢阻肺的高危人群：

① 年龄≥35岁。

② 吸烟或长期接触二手烟污染。

③ 患有某些特定疾病，如哮喘、过敏性鼻炎、慢性支气管炎、肺气肿等。

④ 直系亲属中有慢阻肺家族史。

⑤ 居住在空气污染严重地区，尤其是二氧化硫等有害气体污染的地区。

⑥ 长期从事接触粉尘、有毒有害化学气体、重金属颗粒等危害品的工作。

⑦ 在婴幼儿时期反复患下呼吸道感染。

⑧ 居住在气候寒冷、潮湿地区，长期使用煤炭、木柴取暖。

⑨ 维生素 A 缺乏或者胎儿时期肺发育不良。

⑩ 营养状况较差，BMI 较低。

## 4. 日常生活中应该如何预防慢阻肺的发生？

慢阻肺的预防主要是要在日常生活中规避导致疾病发生的高危因素。

① 戒烟。吸烟是引起慢阻肺最重要的危险因素，戒烟是远离慢阻肺的第一步。目前，我国临床戒烟指南推荐的一线戒烟方式包括尼古丁替代疗法、盐酸安非他酮缓释片及酒石酸伐尼克兰，药物治疗和行为支持相结合可以提高戒烟成功率。

② 防止空气污染带来的危害。在大气污染严重的环境中应当通过佩戴口罩来减轻大气污染对身体的不良影响。此外，可以通过更换炊具与烹饪方式、安装抽油烟机等减轻室内油烟污染。

③ 增加有效锻炼。可以根据自身情况做适量运动，一般选择时间短和强度低的项目，如步行、八段锦、太极拳、广播操等。

④ 增加耐寒能力锻炼。可以适当增加户外活动，以适应气候变化，锻炼耐寒能力，增强呼吸道免疫力。

⑤ 增加呼吸功能锻炼（图21）。可以采取腹式呼吸和缩唇式

呼吸训练进行膈肌功能锻炼，增强肺泡通气量，改善气体分布，延缓病情进展，调节机体免疫功能。

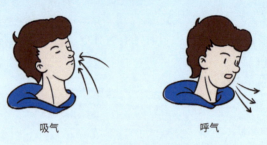

图21　呼吸功能锻炼

⑥ 防治呼吸道感染。建议65岁以上老年人在秋冬季时通过接种流感疫苗、肺炎链球菌疫苗来预防流感和呼吸道的反复感染，避免到人群密集的地方，保持室内空气流动。如果发生上呼吸道感染，应当积极治疗。

## 5. 慢阻肺有哪些常见症状？

慢阻肺的常见症状包括慢性咳嗽、咳痰和呼吸困难。慢阻肺患者早期可能没有明显的症状，但随着病情进展，症状会日益显著。患者在疾病早期通常出现咳嗽、咳痰的症状，到后期则主要表现为呼吸困难。

慢阻肺症状的特征主要有以下几点（图22）。

① 慢性咳嗽。慢阻肺最常见的症状是慢性咳嗽。咳嗽症状出现缓慢，迁延多年，以晨起和夜间阵咳为主。

② 咳痰。多伴随咳嗽出现，痰液一般是白色黏液浆液性，常常在早晨起床时出现剧烈阵咳，咳出较多黏液浆液样痰后，症状得到缓解；在急性加重期，痰液可变为黏液脓性而不易咳出。

③ 气短或呼吸困难。

病程早期仅在体力劳动时出现，随着时间推移逐渐加重，在日常活动甚至休息时也感到呼吸困难，慢阻肺的标志性症状是活动后呼吸困难。

④ 胸闷和喘息。部分患者有明显的胸闷和喘息，但这不是慢阻肺的特异性症状，常常发生于重症或急性加重患者。

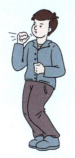 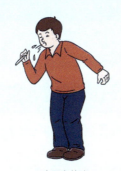 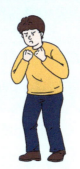

止不住的咳嗽　　　咳不完的痰　　　无法缓解的气喘

图 22　慢阻肺症状特征

严重的慢阻肺会导致一些并发症的出现，主要包括以下几种：

① 右心功能不全。当慢阻肺合并慢性肺源性心脏病失代偿时，有可能出现食欲缺乏、腹胀、下肢（或全身）水肿等淤血相关的症状。

② 呼吸衰竭。重症或急性加重的慢阻肺患者常常出现呼吸衰竭，患者可能由于通气功能严重受损而出现明显发绀和严重呼吸困难；呼吸性酸中毒进一步失代偿时，患者甚至可能出现行为怪异、谵妄、嗜睡甚至昏迷等肺性脑病的症状。

③ 自发性气胸。多表现为突然加重的呼吸困难、胸闷和/或胸痛，可伴有发绀等症状。

## 6. 如何诊断慢阻肺？它和慢性支气管炎有什么区别？

临床上，当碰到有慢性咳嗽或咳痰、呼吸困难、反复下呼吸道感染史和/或有慢阻肺危险因素暴露史的患者时，医生一般应考虑慢阻肺的可能性。

那如何诊断慢阻肺呢？慢阻肺诊断主要依据危险因素暴露史、症状、体征及肺功能检查等临床资料，同时需要排除可引起类似症状和持续性气流受限的其他疾病，综合分析后确诊。确诊慢阻肺的必备条件是在肺功能检查中表现为持续性气流受限。持续性气流受限是指吸入支气管舒张剂后 $FEV_1/FVC < 70\%$。临床医生可使用下图的诊断流程进行慢阻肺诊断（图23）。

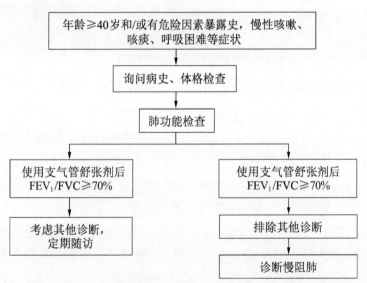

注：当基层医院不具备肺功能检查条件时，可通过筛查问卷发现慢阻肺高危个体，疑诊患者应向上级医院转诊，进一步明确诊断；非高危个体建议定期随访。

**图23 慢阻肺诊断流程**

慢阻肺与慢性支气管炎的鉴别诊断：慢性支气管炎（以下简称"慢支"），是气管、支气管黏膜及其周围组织的慢性非特异性炎症，临床上以咳嗽、咳痰为主要症状，或者有喘息，每年发病持续3个月或者更长时间，连续2年及以上，并排除具有咳嗽、咳痰、喘息症状的其他疾病。而慢阻肺的特征是持续存在的呼吸系统症状和气流受限。慢支是慢阻肺最常见的原因，只有在慢支患者出现持续性气流受限时才能诊断为慢阻肺。

## 7. 为什么医生会要求做肺功能检查？

肺功能检查（图24）一直被认为是诊断慢阻肺的金标准，它不仅是目前公认的检测气流受限的客观指标，也是评价慢阻肺严重程度、监测疾病进展、评估预后及治疗效果最常用的指标。

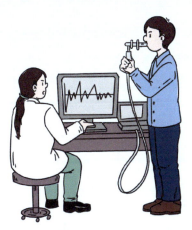

图24　肺功能检查

按照气流受限严重程度进行肺功能评估，即以 $FEV_1$ 占预计值百分比为分级标准，慢阻肺患者可以分为1~4级（表12）。

表 12　慢阻肺患者气流受限严重程度的肺功能分级

| 分级 | 严重程度 | 肺功能（基于使用支气管舒张剂后 $FEV_1$） |
|---|---|---|
| 1 级 | 轻度 | $FEV_1$ 占预计值≥80% |
| 2 级 | 中度 | 50%≤$FEV_1$ 占预计值<80% |
| 3 级 | 重度 | 30%≤$FEV_1$ 占预计值<50% |
| 4 级 | 极重度 | $FEV_1$ 占预计值<30% |

注：基本条件为使用支气管舒张剂后，$FEV_1/FVC<70\%$。

## 8. 如何自测慢阻肺？

当你在家中想自测慢阻肺时，可以参考《慢性阻塞性肺疾病基层诊疗指南》（2018 年）的问卷，通过回答五个问题来评估自己是否为慢阻肺高危人群。

这是一份有关您最近呼吸情况和活动能力的问卷，请您回答问卷时选择最能描述您实际情况的答案

1. 过去的一个月内，您感到气短有多频繁？

   从未感觉气短（　）0

   很少感觉气短（　）0

   有时感觉气短（　）1

   经常感觉气短（　）2

   总是感觉气短（　）2

2. 您是否曾咳出"东西"，例如黏液或痰？

   从未咳出（　）0

   是的，但仅在偶尔感冒或胸部感染时咳出　（　）0

   是的，每月都咳几天（　）1

是的，大多数日子都咳（ ）1

是的，每天都咳（ ）2

3. 请选择能够最准确地描述您在过去12个月内日常生活状况的答案。因为呼吸问题，我的活动量比从前少了。

强烈反对（ ）0

反对（ ）0

不确定（ ）0

同意（ ）1

非常同意（ ）2

4. 在您的生命中，您是否已至少吸了100支烟？

否（ ）0

是（ ）2

不知道（ ）0

5. 您今年多少岁？

35~49岁（ ）0

50~59岁（ ）1

60~69岁（ ）2

≥70岁（ ）2

问卷评估办法：

在下面的括号内写上每个问题答案旁边的数字。将这些数字相加得到总分。总分为0~10分。

（ ）+（ ）+（ ）+（ ）+（ ）=（ ）

#1　　#2　　#3　　#4　　#5　　总分

如果您的总分≥5分，说明您的呼吸问题可能是慢阻肺导致。慢阻肺通常被称为慢性支气管炎和/或肺气肿，是一种缓慢进展的严重肺病。虽然慢阻肺不能治愈，但它是可以控制的。

请将填好的问卷拿给医生看。您的得分越高,说明您有慢阻肺的可能性越大。医生可以做一个简单的呼吸测试(也称为肺功能检查),帮助评价您的呼吸状况。

如果您的总分在0~4分,而且您有呼吸问题,请将这份文件拿给医生看。医生会帮助评估您呼吸问题的类型。

## 9. 如何正确吸氧,让慢阻肺不再是致命疾病?

得了慢阻肺,医生都会建议吸氧(图25)。因为吸氧不仅可以让患者感觉呼吸通畅,还可以减轻缺氧对身体的伤害,避免因为长期缺氧导致的肺心病、肺动脉高压等更严重的疾病。当然,光靠吸氧不能治疗慢阻肺,一定要在医生的指导下结合药物进行治疗。

(1)慢阻肺长期氧疗的益处

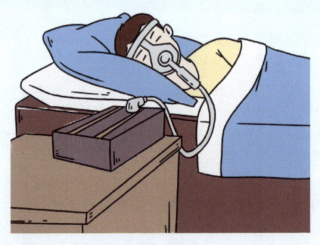

图25 氧疗

① 家庭氧疗能纠正低氧血症，缓解肺功能恶化，帮助患者改善缺氧、呼吸困难等症状。

② 帮助患者改善睡眠质量，增加运动耐力，提高生活质量，减轻身心负担。

③ 预防或延缓肺心病的发生和发展，有助于患者提高存活率和延长生存期。

④ 长期氧疗还可以降低患者红细胞增多症的发生率，延缓动脉高压的发生并改善患者的精神状态。

（2）需要长期氧疗的患者

一般来说，当慢阻肺患者病情发展到比较严重的阶段或患者确实出现缺氧表现时，医生会建议进行长期氧疗。

吸氧一般经鼻导管进行，建议每天 15 个小时及以上，通常选择低流量吸氧（流量为 1.0~2.0 L/min）。开始氧疗后，在 2~3 个月内，需要定期去医院复查血气分析，以便临床医生对疗效进行重新评估，以判断氧疗是否有效以及是否需要继续治疗。

## 10. 慢阻肺患者日常生活中有哪些注意事项？

慢阻肺患者在日常生活中应注意以下几点。

① 禁止吸烟、远离二手烟。吸烟可以诱发和加重慢阻肺，戒烟能够有效延缓肺功能进行性下降。患者自己不能吸烟，也要禁止他人在自己身边吸烟，避免二手烟的危害（图 26）。

**慢性病** ——健康领域的持久战

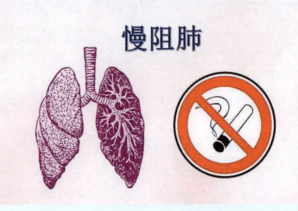

图26　禁止吸烟，远离二手烟

② 均衡饮食，改善营养状况。多数慢阻肺患者存在营养不良、消瘦的情况，容易导致免疫力低下，易感染，引起复发。慢阻肺患者应选择高蛋白及高维生素饮食。同时要少盐饮食，少食多餐，每餐吃七八分饱即可，保持进餐规律。

③ 开窗换气，冬季注意保暖防寒。根据室内外空气状况开窗通风，在冬季和早春时要特别注意保暖，防止受凉，预防呼吸道感染。

④ 加强职业保护，远离环境污染。做好防护措施，避免或防止粉尘、烟雾及有害气体吸入。

⑤ 接种疫苗（图27）。疫苗接种是预防相应病原体感染的有效治疗手段。流行性感冒（流感）疫苗接种可降低慢阻肺患者的严重程度和病死率。23价肺炎球菌多糖疫苗（PPSV23）接种可降低65岁以下的慢阻肺患者（$FEV_1$占预计值<40%或存在合并症）的社区获得性肺炎发病率。在慢阻肺中，尤其是年龄大于65岁的患者，推荐每年接种流感疫苗和每5年接种肺炎球菌疫苗。

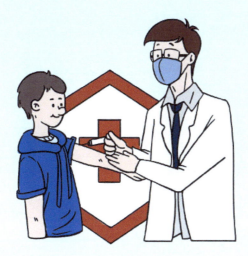

图 27　疫苗接种

⑥ 动静结合、劳逸有度。慢阻肺患者不能因为身体原因不敢出门活动，而应该养成良好的生活习惯，起居有律，早睡早起，劳逸结合。上下肢锻炼可以提高慢阻肺患者运动的耐受性。患者可以根据自己的体质状况选择合适的运动项目。建议每周进行3~5次适当的有氧运动（每次30~60分钟），如慢跑、步行、游泳、骑车、跳健身操等。

⑦ 长期家庭氧疗和无创通气，减少病情加重的风险。慢阻肺患者通常存在低氧血症或呼吸衰竭，需要吸氧来纠正缺氧。长期家庭氧疗可以纠正低氧血症和减缓肺功能恶化，延长慢阻肺患者的生存期，提高他们的生活质量。

⑧ 注意心理疏导。慢阻肺患者随着肺功能的恶化，心理负担不断增加，会影响日常生活，出现心理抑郁、焦虑状态。保持良好的心情可以帮助患者积极面对疾病、增加治疗顺从性，并有利于他们建立良好的人际关系，提高生活质量。

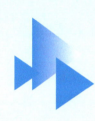

## 第五篇

# 阿尔茨海默病

## 1. 老年痴呆就是阿尔茨海默病吗?

痴呆(dementia),是指较严重的、持续的认知障碍。临床上以缓慢出现的智能减退为主要特征,伴有不同程度的人格改变,但没有意识障碍。

老年痴呆是一个比较笼统的描述性称谓,老年人表现出痴呆的原因有很多,阿尔茨海默病只是其中一种。在专科医生眼中,绝大多数人所指的老年痴呆就是阿尔茨海默病。更关键的是,"痴呆"带有一定贬义色彩,患者因此有"病耻感"、自卑心理,会出现讳疾忌医,逃避就诊、治疗的情况,不利于早发现、早治疗。有关专业机构已经启动申请为"老年痴呆症"更名的工作。我国医学名词表中没有"老年痴呆症"这个名词,规范的表达为"阿尔茨海默病"。

阿尔茨海默病(Alzheimer disease,AD)是痴呆最常见的类型,占60%~70%,是以进行性认知功能障碍和行为损害为特征的中枢神经系统退行性病变,主要表现为记忆丧失、语言功能及逻辑思维障碍,最终导致患者丧失独立生活能力。

## 2. 阿尔茨海默病的流行情况是怎样的?

据WHO报道,全球约有5 000万阿尔茨海默病患者,每年新增病例1 000万,每3秒就有一个人患上此病,预计到2050年阿尔茨海默病患者数将达到1.52亿。一项荟萃分析显示,1990—2016年,老年人群中阿尔茨海默病的患病率约为4.9%。

目前,中国有1 000多万阿尔茨海默病患者,约占全球的

25%，且患病人数还在逐年增多。随着我国社会人口老龄化程度加深，按目前流行病学及人口统计数据推算，我国阿尔茨海默病患病人数在 2030 年将达到 2 075 万，2050 年将达 3 003 万，阿尔茨海默病患者平均生存期只有 5.9 年，该病将成为导致老年人群失能的重要原因，并给家庭、社会造成巨大负担。

## 3. 阿尔茨海默病有什么症状？

阿尔茨海默病发病的过程是长期的，神经病理损伤可在临床症状出现前十余年甚至数十年开始，并逐渐加重；出现临床症状后经过数年至十余年，患者会从仅有轻度认知受损症状发展到完全失去生活自理能力。

该病起病缓慢且隐匿，患者及家人常说不清何时起病。阿尔茨海默病患者主要表现为认知功能障碍、精神症状和行为障碍、日常生活能力逐渐下降。

① 认知功能障碍。包括学习、记忆、语言、执行能力、复合性注意、视知觉能力、社会认知受损。

② 精神症状和行为障碍。包括淡漠、易激惹、抑郁、幻觉、妄想、游荡、尾随等行为表现。

③ 日常生活能力逐渐下降。包括如厕、进食、穿脱衣、梳洗、行走、洗澡、使用电话、购物、做家务、独自搭公交车等生活能力的下降。

目前根据认知障碍的严重程度，阿尔茨海默病一般分为临床前阶段、轻度认知障碍（mild cognitive impairment，MCI）和痴呆。分期的主要依据包括是否存在可察觉的临床症状（临床前阶段—临床阶段）、认知障碍是否影响日常生活能力（MCI—痴呆）

以及痴呆的严重程度（轻、中、重度痴呆）。

## 4. 有老年健忘就是得了阿尔茨海默病吗？

阿尔茨海默病的最早、最主要的病症是记忆力下降，由于阿尔茨海默病主要发生于 70 岁以上的老年人，因此这种记忆力下降常常被误以为是老年健忘，或是正常的衰老现象，导致疾病进展到临床期，甚至中重度才被发现，错过最佳的干预时间。

老年期的健忘是老年人大脑发生生理性的智能衰退，属于正常生理变化，而阿尔茨海默病则是因为疾病使得记忆力受损，即使集中注意力也无法回忆。

那么如何区分阿尔茨海默病和普通的老年健忘呢？以下几点可供参考辨别（表 13）。

表 13  老年健忘与阿尔茨海默病初期症状区别

| 老年健忘 | 阿尔茨海默病初期症状 |
| --- | --- |
| 找不到钥匙 | 把东西放在奇怪的地方，比如把手机放进冰箱 |
| 想不起某件事 | 忘记家人的名字 |
| 一时想不起某个谈话内容 | 经常忘记自己说过的话 |
| 找不到药 | 不能按照说明书操作仪器 |
| 忘记付款 | 无法管理家庭财务 |
| 取消与别人的约定 | 对以往的爱好不再感兴趣 |
| 偶尔迷路 | 在很熟悉的地方迷路，例如找不到回家的路 |

（1）遗忘表现

① 老年健忘只是遗忘事情的细节或某一部分，过一段时间或者经人提醒一般就能想起。此外，老年健忘主要遗忘的是近期或即刻的记忆，例如几分钟前想要做什么事，一会就忘记了。

② 阿尔茨海默病患者的遗忘则是渐进性的、完全性的，就像

这件事从来没有存在过，即使经过反复的提醒也回忆不起，并且阿尔茨海默病患者会逐渐发生延迟记忆或远期记忆减退。

（2）精神状况

① 老年健忘患者不会有精神症状，脾气性格也不会改变。

② 阿尔茨海默病患者在病程的中晚期会出现精神错乱，可能发生性格脾气的改变，例如体面整洁的人突然变得不修边幅、邋邋遢遢，缺乏耻辱和道德感，很多患者家人描述为"就像完全换了一个人"。

（3）认知能力

① 老年健忘患者只是容易忘记事情，但对时间、地点、人物关系和周围环境的认知能力并没有发生改变。

② 阿尔茨海默病患者认知能力下降，方向感、空间感变差，例如会不认识熟人、分不出季节、认不得回家的路等。

（4）自理能力

① 老年健忘患者可以照顾自己的日常生活起居，甚至照料他人的生活。

② 阿尔茨海默病患者随着病症加重，会逐渐丧失生活自理能力，例如会大小便失禁，吃饭、穿衣、洗澡均需人照顾。

（5）思维能力

① 老年健忘患者思维清晰，对事情有正常的判断力，可正常地用语言表达，能正常地思考问题。

② 阿尔茨海默病患者思维混乱，对事情的判断力降低，反应也越来越迟钝。

## 5. 什么人容易得阿尔茨海默病？

阿尔茨海默病的病因尚未完全清楚，其发病受年龄、遗传、生活方式和环境等多种因素影响。目前已发现的阿尔茨海默病相关危险因素主要包括不可干预的和可干预的两大类，前者包括年龄、性别、遗传因素和家族史，后者包括心脑血管疾病、高血压、高脂血症、2型糖尿病、中年期腹型肥胖、吸烟与饮酒、饮食、教育水平、体力和脑力活动、脑外伤及抑郁情绪等。

阿尔茨海默病发病年龄在70岁以上（男性为73岁，女性为75岁），女性发病率是男性的1.5~3倍，农村的发病率约为城市的2倍。少数患者在躯体疾病、骨折或精神受到刺激后症状迅速明朗化。

也就是说，高龄、女性、过度肥胖、知识水平较低、受教育程度较低、情绪抑郁、受过脑外伤及家族中有阿尔茨海默病患者的人更容易得病。此外，吸烟、酗酒、缺乏运动等不良生活方式也是阿尔茨海默病的诱发因素。

## 6. 阿尔茨海默病的危险因素和预防措施有哪些？

复旦大学附属华山医院神经内科郁金泰教授团队联合该领域国内外知名学者，历时5年，对现有的研究证据进行了系统回顾和荟萃分析，制定了全球首个阿尔茨海默病循证预防国际指南。该研究项目对104个可干预影响因素和11项干预措施进行系统研究和荟萃分析，制定了循证医学的证据级别和推荐等级：证据级别为A级证据＞B级证据＞C级证据。

（1）10个A级影响因素或干预措施

① 65岁以上人群应保持BMI在一定范围内，不宜太瘦。

② 多从事认知活动，如阅读、下棋等刺激性脑力活动。

③ 保持健康的生活方式，避免罹患糖尿病，对于糖尿病患者应密切监测其认知功能状态。

④ 保护头部，避免受到外伤。

⑤ 65岁以下人群应保持健康的生活方式，避免罹患高血压。

⑥ 避免直立性低血压发生，对于直立性低血压患者，应密切监测其认知功能状态。

⑦ 保持良好的心理健康状态，对已有抑郁症状的患者，应密切监测其认知功能状态。

⑧ 放松心情，平时避免过度紧张。

⑨ 早年应尽可能多地接受教育。

⑩ 定期检测体内同型半胱氨酸水平，对于高同型半胱氨酸血症患者应用维生素B和/或叶酸治疗，同时密切监测其认知功能状态（该项干预措施结论与其他研究结果一致，目前降同型半胱氨酸治疗被认为是最有希望的阿尔茨海默病预防措施）。

（2）9个B级影响因素或干预措施

① 65岁以下人群应减轻体重，BMI保持在18.5~24.9范围内最佳。

② 65岁以上人群应警惕体重减轻，若出现BMI下降趋势，应密切监测其认知功能状态。

③ 坚持定期体育锻炼。

④ 不要吸烟，同时也要避免接触环境中的烟草烟雾，吸烟人群应尽快采取各种方式戒烟。

⑤ 保证充足良好的睡眠，出现睡眠障碍时要及时诊治。

⑥ 保持健康的生活方式，合理用药，避免罹患脑血管疾病，对于卒中患者，尤其是脑微出血患者，应密切监测其认知功能改变情况，并采取有效的预防措施保护其认知功能。

⑦ 晚年保持健康强壮的体魄，对越来越虚弱的人群，应密切监测其认知功能状态。

⑧ 维持心血管系统的良好状态，对于心房颤动患者应用药物进行治疗。

⑨ 注意饮食摄入或额外补充维生素 C。

这些建议近 2/3 与心血管疾病危险因素和生活方式密切相关，可见，保持良好的心脑血管状态和健康的生活方式对预防阿尔茨海默病相当重要。该研究同时指出，有 2 项干预措施并不推荐用于阿尔茨海默病的预防，即雌激素替代疗法（A2 级证据）和乙酰胆碱酯酶抑制剂的应用。

对于中青年（15~65 岁）人群来说，预防阿尔茨海默病应避免的危险因素有肥胖、吸烟、睡眠障碍、糖尿病、脑血管疾病（脑微出血、颈总动脉内膜增厚、卒中等）、高血压、抑郁、精神紧张；应实现的保护因素有体育锻炼、减轻体重、维生素 C 摄入、健康的生活方式。

对于老年（>65 岁）人群来说，预防阿尔茨海默病应避免的危险因素有体重减轻、吸烟、睡眠障碍、糖尿病、脑血管疾病（脑微出血、颈总动脉内膜增厚、卒中等）、头部外伤、体弱、直立性低血压、抑郁、心房颤动、高同型半胱氨酸血症；应实现的保护因素有维持 BMI（不要太瘦）、体育锻炼、认知活动、维生素 C 摄入、健康的生活方式。

## 7. 怎么诊断阿尔茨海默病？

阿尔茨海默病的诊断依据包括临床症状、认知障碍的客观评定结果、脑影像学等检查提示的特征性脑损伤和神经病理学依据、相关基因检测结果等。阿尔茨海默病的神经病理学特点是神经元外淀粉样斑块积聚和神经元内神经原纤维缠结。

认知功能评估是阿尔茨海默病诊断的首选方法，应正式评估综合认知和至少 4 个认知领域。在做出阿尔茨海默病诊断前，应评估与认知障碍相关的精神行为和生活功能。在阿尔茨海默病诊断常规检查流程中，推荐脑 CT 和磁共振成像（magnetic resonance imaging, MRI）检查，在可行的情况下首选 MRI 头颅冠状位内侧颞叶扫描或海马体成像。

早期阿尔茨海默病的诊断率很低，我国包括阿尔茨海默病在内的痴呆就诊率仅为 26.9%。

因为早在病变部位被医学仪器检测到之前，甚至早在临床症状出现之前，阿尔茨海默病的发生就已经开始了，如同潜伏在水面下的冰山。一旦出现明显的记忆衰退、时间定向障碍或情绪易激惹等症状，往往已经错过了最佳干预期。

正确认识阿尔茨海默病，早期进行诊断和干预，是延缓阿尔茨海默病患者病情加重、提高其生存质量的重要环节。

## 8. 阿尔茨海默病能治好吗？

阿尔茨海默病发病进展缓慢，可能长达几十年之久，但病变具有不可逆性。遗憾的是，其具体的发病原因和机制仍不明确，目前无特效治疗药物和方法,重点在于护理和维持治疗。

阿尔茨海默病的治疗应遵循药物和非药物干预相结合的原则,以获得对认知、行为及功能的协同效益。除了对症治疗、积极治疗各种躯体病及心理症状外,还可结合相应的药物改善认知功能。

目前,阿尔茨海默病的治疗率很低,我国包括阿尔茨海默病在内的痴呆接受规范化治疗率仅为21.3%。因为人们不了解阿尔茨海默病,且该病的早期症状不明显,尽管患者会出现健忘症和记忆力减退,也并未引起注意,他们误以为这是正常的老年现象,不算是病,所以当他们意识到需要看病的时候,情况就相当严重了。

早期干预是阿尔茨海默病患者延长寿命和增加生存质量的重要方法。当患者出现"奇怪的健忘",即对近期发生的事情健忘,却对几十年前的事情还有记忆时,必须提高警惕,立即就诊。

## 9. 该如何为阿尔茨海默病患者提供家庭照护?

对于阿尔茨海默病的治疗还没有"灵丹妙药",仍以控制疾病症状、延缓疾病进展、改善患者生活质量和减轻照料者负担为主。康复治疗建议采用综合治疗,包括合理的药物治疗联合认知功能康复训练、物理治疗、音乐治疗、太极拳等训练项目,这些训练可以改善患者的认知水平和生活质量。

阿尔茨海默病患者生活质量的高低、生存时间的长短,与护理有着密切的关系,因此要非常重视对患者的护理。

① 饮食护理。阿尔茨海默病患者进食或喂饭时应避免过快,防止呛咳或出现意外。同时,应注意增加新鲜蔬果的摄入量,保

持大、小便通畅。

② 生活护理。保证足够的休息和睡眠时间，维持良好的个人卫生习惯。长期卧床者要定期翻身、拍背，预防压疮的发生。

③ 加强功能训练。对早、中期患者可通过功能训练改善患者的自理能力，比如计数、玩扑克牌、做一些简单的家务、参加社会交流和文体活动等。

④ 安全护理。防走失是阿尔茨海默病患者看护的重中之重。对中、重度患者要时时留意其安全，不要让其单独外出，以免迷路或走失，患者衣袋里最好放一张写有其姓名、地址、家属联系电话的卡片，以便于走失后寻找。

患者行走时要有人搀扶以防跌倒摔伤，床上可以加装防护栏，进食时避免食物误入气管而窒息，药品要妥善保管以免误服。

⑤ 注意预防和治疗躯体疾病。阿尔茨海默病患者反应迟钝，往往不能自述身体不适，所以要注意其饮食、起居、大小便变化，如发现有异常，应及时送往医院进行检查和治疗。

## 10. 阿尔茨海默病患者的照护者应如何自我调节？

阿尔茨海默病没有治愈的方法，且病程长、病情进行性加重，因此照护是治疗中最重要的一环，这对于本就因病情而有心理压力的家属来说，无疑是一个巨大的挑战。

有的患者到了晚上，精神状态可能变得偏执易怒等，要花更多精力照顾。此外，一定要防止患者走失，家里不要只有一个人看护。注意提醒主要照护人员拥有自己的社交圈和兴趣爱好，以排解照护的心理压力。如果有一定条件，可以请专业的看护工作者提供帮助。

繁重的照顾任务、患者的人格变化和看不到希望的结果，都会给照护者造成很大的心理压力。以下措施虽然简单，但也许能帮助照护者缓解压力和抑郁情绪。

（1）面对患者的激动情绪和攻击性

① 要了解这些情况只是因为疾病导致的，并非针对照护者个人，要意识到这不是患者有意为之，不要太过在意。

② 尽量用温和的语气和患者交流，观察什么样的环境或事情容易让患者激动，尽量避免让其出现。

③ 多倾听、多安慰。

（2）面对患者病情没有好转的情况

要意识到这是正常现象，阿尔茨海默病进程不可逆，照护者唯一能做的只是提高患者的生活质量，延长其寿命，不要过分自责。

（3）寻求家庭和社会的支持

① 当一个人全天候照护过于劳累时，要及时向家人和朋友寻求帮助，排解自己的情绪。

② 如果有一定条件，可以请专业的看护工作者提供帮助。

（4）调节照护者情绪压力

① 每天最好有独处或者出门的时间。

② 保证每周3~5天，每天半小时以上的锻炼，如果无法实现半小时的锻炼，即使是10分钟的锻炼也对自己的情绪和身体健康有很大帮助。

③ 找到一种及以上兴趣爱好，最好是在家里就能实现的爱好。

④ 关注自己的情绪变化，当发生易怒等情况时，注意找到放松和减压的方法。